信任视角下老年用户
在线健康社区使用意愿实证研究

刘咏梅 著

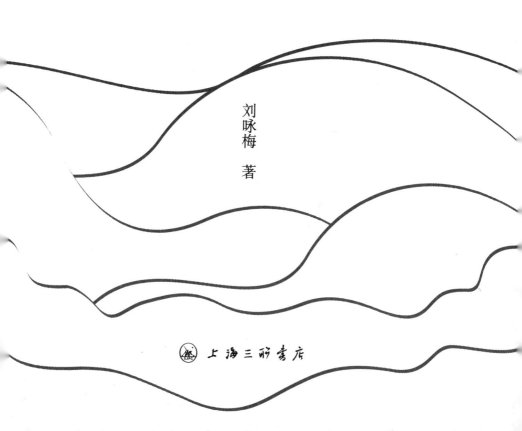

上海三联书店

前　言

　　人口结构老龄化是世界人口结构变动和发展的趋势，我国老年化进程正在逐渐加速，老龄问题已成为影响国家全局的重大问题。而老年人最关注自身的健康，因而如何解决日益增长的老年人的医疗健康需求成为目前老年问题的核心问题之一。我国经济的飞速发展、互联网基础设施建设的完善，老年人已经将信息技术和信息化生活逐步引入到日常生活中，利用互联网解决老年人的医疗健康需求成为一个新的方式。

　　随着互联网技术在医疗卫生保健方面的逐步应用，公民健康意识的不断增强，社交媒体和在线社区的蓬勃发展兴起催生了在线健康社区的兴起与发展。在线健康社区是以提供健康信息和医疗咨询服务为目的的用户在线交流平台，能为患者用户提供情感支持、进行健康教育，提高个人医疗保健管理能力，提升用户医疗决策的准确性。

　　在线健康社区的兴起为满足老年人医疗健康信息和服务需求提供了新的渠道，然而老年人如何才会使用在线健康社区受到多种因素的影响，健康信息的质量和医疗服务的成效会影响到人们的生理和心理状况，严重者甚至会使人致命，因此，信任是成为重要的前提。本研究从信任角度出发，研究老年用户在线健康社区的使用意愿。

1

本研究主要采用文献调研、半结构化访谈、扎根理论等方法，归纳了老年用户在线健康社区使用意愿影响因素，并分析了各变量之间的关系；从老年用户在线健康社区信任危机出发，结合扎根分析结果和信任理论，构建了老年用户在线健康社区使用意愿影响因素模型，并对模型进行了验证；根据分析结果，提出了在线健康社区平台信任机制设计框架，利用国内外四个成熟在线健康社区平台的信任建设方式对框架因素进行了验证，对比国内外平台在信任建设方面的差异，为在线健康社区平台供应商提升老年用户信任提出建议和意见。

第一章绪言主要分析本研究的研究背景，明确研究意义，提出研究问题，明确老年用户、在线健康社区和在线健康社区使用意愿的基本概念，对国内外在线健康社区和老年用户在线健康信息搜寻行为研究现状进行了详细综述，概括研究方法、研究内容和技术路线。

第二章介绍了本研究的理论基础。主要包含信任理论、理性行为理论、计划行为理论、技术接受模型和信息系统成功模型等理论并进行了阐释。

第三章通过半结构化访谈和扎根分析，识别出老年用户在线健康社区使用意愿的影响因素并进行分析。通过对在线健康社区老年用户进行深入访谈收集数据进行整理分析，通过三段式编码开发出主范畴，并对主范畴间关系的"故事线"进行了梳理，提炼出老年用户在线健康社区使用意愿的各影响因素，并对各变量之间的关系进行了分析。

第四章构建了在线健康社区老年用户使用意愿影响因素模型并进行了实证分析。从老年用户在线健康社区信任危机出发，结合信任理论、技术接受模型、信息系统成功模型提出了研究假设，根据假设构建了模型变量及模型变量关系路径；然后对模型进行实证分析，设计各变量操作性测量问项；形成调查问卷并进行调研，对收集到的数据进行整理和分析，利用结构方程模型进行假设检验，分析检验结果。书中提出的 17 个研究假设中有 15 个通过了假设检验，其中，疾病风险的调节作用并不明显。

第五章分析如何提升在线健康社区老年用户信任。从交互界面、信息公开、质量保障及制度机制四个方面进行在线健康社区平台信任功能的设计，用国内外四个成熟的在线健康社区对该功能框架进行验证，该框架基本符合目前在线健康社区建设现状。结果表明目前国内在线健康社区平台对老年人的适用性还不强，最后根据分析结果从平台提供商、在线医生和老年用户自身提出了适用于老年用户的信任提升策略。

通过研究，发现老年用户在线健康社区使用意愿受到感知有用性、感知易用性、平台质量、在线医生特征、信息质量、服务类型以及信任的影响，而信任既可以直接影响也可以作为中介变量老年用户在线健康社区的使用意愿；以信任理论、技术接受模型、信息系统成功模型为基础，构建在线健康社区老年用户使用意愿模型，并对模型中各变量因素进行了假设和验证结果发现，平台特征中的感知有用性和系统质量、在线医生特征、产品特征和信任对老年用户使用意愿有显著影响。从交互界面、信息公开、质量保障、管理机制建设进行在线健康社区信任功能设计。本研究中针对老年用户构建的在线健康社区使用意愿模型丰富了在线健康社区的理论研究；而信任功能框架又充实了在线健康社区的信任研究理论。

研究意义在于丰富了在线健康社区的研究对象,对我国正在兴起的"智慧养老"研究增加了丰富的内涵,从"互联网＋养老"的角度提供了研究思路,提出了在线健康社区老年用户信任功能框架,为建设高质量的在线健康社区平台和规范的网络健康信息服务体系提供指导和参考。本研究的局限性在于只分析了老年用户在线健康社区使用意愿主观方面的因素,未引入宏观环境因素以及社会资本因素的分析;此外信任功能的设计没有从信任产生的过程进行探讨,将在今后的研究中进行探讨。

关键词:在线健康社区;老年用户;信任;使用意愿;扎根理论;结构方程模型

本研究系 2018 年度哲学社会科学规划一般项目"安徽省老年人网络健康信息搜索行为研究"(AHSKY2018D66)研究成果之一。

目　　录

第一章　绪言 ……………………………………………… 1

1.1　研究背景 …………………………………………… 1

  1.1.1　我国老年人基本情况 …………………………… 1

  1.1.2　老年人自我健康管理需求的产生 ……………… 5

  1.1.3　在线健康社区的兴起 …………………………… 8

1.2　研究问题 …………………………………………… 11

1.3　研究意义 …………………………………………… 13

  1.3.1　理论意义 ………………………………………… 14

  1.3.2　实践意义 ………………………………………… 14

1.4　相关概念 …………………………………………… 15

  1.4.1　老年用户 ………………………………………… 15

  1.4.2　在线健康社区 …………………………………… 16

  1.4.3　在线健康社区使用意愿 ………………………… 20

1.5　国内外研究现状 …………………………………… 22

  1.5.1　在线健康社区研究现状 ………………………… 22

  1.5.2　老年人健康信息行为相关研究 ………………… 38

  1.5.3　研究述评 ………………………………………… 50

1.6　研究方法 …………………………………………… 52

1.7　研究内容与技术路线 ……………………………… 53

1.8 本书的创新点 ·· 56

第二章 理论基础 ··· 58
2.1 信任理论 ··· 58
  2.1.1 信任的内涵 ··· 59
  2.1.2 在线信任 ·· 62
  2.1.3 在线信任建立机制及模型 ······················· 69
2.2 理性行为理论(Theory of Reasoned Action,TRA) ······ 76
2.3 计划行为理论(Theory of Planned Behavior,TPB) ······ 78
2.4 技术接受模型(Technology acceptance model,
     TAM) ·· 80
2.5 信息系统成功模型 ··· 83
2.6 本章小结 ··· 89

第三章 老年用户在线健康社区使用意愿影响因素分析 ······ 90
3.1 研究设计 ··· 90
  3.1.1 研究方法 ·· 90
  3.1.2 研究步骤 ·· 91
3.2 研究过程 ··· 93
  3.2.1 研究问题界定 ·· 93
  3.2.2 样本选择和数据收集 ··································· 93
  3.2.3 数据整理与分析 ··· 98
  3.2.4 结果分析 ··· 106
3.3 本章小结 ·· 108

第四章 老年用户在线健康社区使用影响因素模型构建及
实证分析 ………………………………………………… 110

4.1 模型构建过程 ……………………………………… 110

4.1.1 在线健康社区老年用户信任危机 …………… 111

4.1.2 信任视角下老年用户在线健康社区使用意愿模型
建构 ……………………………………………… 119

4.2 变量定义及研究假设 ……………………………… 121

4.2.1 在线健康社区平台特征 ……………………… 121

4.2.2 在线医生特征 ………………………………… 125

4.2.3 产品特征 ……………………………………… 131

4.2.4 信任 …………………………………………… 134

4.2.5 疾病风险的调节作用 ………………………… 136

4.3 变量的测量 ………………………………………… 138

4.3.1 感知有用性 …………………………………… 138

4.3.2 感知易用性 …………………………………… 139

4.3.3 平台质量 ……………………………………… 140

4.3.4 在线医生能力 ………………………………… 141

4.3.5 在线医生诚实 ………………………………… 142

4.3.6 在线医生善意 ………………………………… 143

4.3.7 信息质量 ……………………………………… 144

4.3.8 服务质量 ……………………………………… 144

4.3.9 信任 …………………………………………… 145

4.3.10 使用意愿 …………………………………… 146

4.4 问卷设计 …………………………………………… 147

4.4.1 设计思路 ……………………………………… 147

4.4.2　小规模访谈和问卷前测 ······················ 148

4.5　正式调研 ·· 155

4.5.1　描述性统计分析 ································ 156

4.5.2　信度检验分析 ···································· 161

4.5.3　效度检验分析 ···································· 162

4.5.4　共同方法偏差 ···································· 163

4.6　假设检验 ·· 164

4.7　结果讨论 ·· 167

4.7.1　在线健康社区平台特征对使用意愿的影响讨论······ 168

4.7.2　在线医生特征对使用意愿的影响讨论··············· 169

4.7.3　产品质量特征对使用意愿的影响讨论··············· 170

4.7.4　疾病风险调节效应分析 ························· 172

4.8　本章小结 ·· 174

第五章　在线健康社区老年用户信任提升研究 ················ 176

5.1　在线健康社区平台信任功能设计 ················ 176

5.1.1　设计理念 ·· 176

5.1.2　老年用户在线健康社区信任功能框架············· 178

5.2　框架验证 ·· 186

5.2.1　案例选择 ·· 186

5.2.2　数据收集与分析 ································ 188

5.2.3　理论框架验证结果分析···················· 198

5.3　在线健康社区老年用户信任提升建议 ·········· 201

5.3.1　基于平台提供商在线健康社区信任提升建议······ 201

5.3.2　基于在线医生的在线健康社区信任提升建议······· 207

5.3.3　基于老年用户自身在线健康社区信任提升建议······ 210

5.4　本章小结 ·· 212

第六章　结语 ··· 213

6.1　研究结论与贡献 ··· 213

6.1.1　研究结论·· 213

6.1.2　研究贡献·· 215

6.2　研究局限与展望 ··· 217

参考文献 ··· 219

附录一、老年用户在线健康社区使用意愿影响因素访谈
　　　提纲 ·· 264

附录二、访谈资料开放式编码 ······························· 266

附录三、老年用户在线健康社区使用影响因素调查问卷······ 277

第一章　绪　　言

1.1　研究背景

1.1.1　我国老年人基本情况

人口结构老龄化是世界人口结构变动和发展的趋势,老龄问题已成为人们普遍关注的重大问题。而人口老龄化业已成为我国极为严峻的社会和经济问题,2021 年 5 月 11 日,国家统计局公布第七次全国人口普查主要数据,我国 60 岁及以上人口占全国总人口的 18.7%,65 岁及以上人口占比为 13.5%,而老年人口规模还将快速攀升,预计到 2050 年,我国老年人口将突破 4 亿,在全国人口比例中达到 29.3%[①]。导致我国人口老龄化快速攀升的主要原因一是计划生育政策实施所致的人口生育率不断降低;二是我国经济的快速发展,人们生活水平的提高,老年人的生活条件不断改善;三是现代医学的发展和进步,老年人的平均寿命越来越高。而老龄化的影响已逐渐渗透到中国社会的各个方面,老龄问题引起人们的普遍关注,也成为影响国家经济发展全局的重大问题。与其他年龄群体相比,老年人对健康问题具有更高的关注度,根据

---

① 贺丹,刘厚莲.中国人口老龄化发展态势、影响及应对策略[J].中共中央党校(国家行政学院)学报,2019,23(4):84—90.

Palsdottir 的调查,在日常生活信息需求中,老年群体最关注的是医疗健康信息问题①。党的十九大报告在"积极应对人口老龄化"的提议中,已经将老年群体的医疗需求作为要解决的一个核心问题,提出"互联网＋医疗"政策。

随着我国经济的不断增长,我国医疗投入也在不断加大,人均医疗费用水平也逐渐提升②。人们在医疗保健上投入的资金不断增长的原因除了医疗费用的增长外,还有人们保健意识的增强,对健康越来越重视③④。随着年龄的增长,人们的医疗需求和费用支出在不断增多,有研究指出,老年人的医疗支出是年轻人的 3—5 倍⑤。随着老龄人口对医疗消费需求的增多,也引发了我国医疗服务人员短缺问题⑥。老年人生活水平的提高和健康观念的转变改变了他们的健康意识,"生病才就医"已成为过去,预防已经成为老年人的健康新观念,在这种情况下,老年人医疗健康知识和健康信息需求的范围也在不断扩大。然而,医疗资源缺乏,尤其是城乡卫生资源缺乏的现象在我国比

---

① Palsdottir A. Elderly people's information behaviour: Accepting support from relative[J]. LIBRI, 2012, 62(2):135—144.

② 中国人民共和国国家统计局,2015 中国统计年鉴[EB/OL],[2019-03-03] http://www.stats.gov.cn/tjsj/ndsj/2015/indexch.htm.

③ 中国人民共和国国家统计局,2014 中国统计年鉴[EB/OL],[2019-04-30] http://www.stats.gov.cn/tjsj/ndsj/2014/indexch.htm.

④ 艾瑞咨询,中国在线医疗行业研究报告[EB/OL],[2019-09-30] http://www.iresearch.com.cn/report/2434.html.

⑤ Reinhardt U E. Does the aging of the population really drive the demand for health care? [J]. Health Affairs, 2003, 22(6):27—39.

⑥ Chambers H. Aging population will demand more medical care[J]. San Diego Business Journal, 2009(39):32.

较常见①②,线下医疗机构和医疗服务人员的短缺已经无法有效满足老年人的健康信息需求。尤其 2020 年以来,新冠疫情的突发和蔓延使得去医院就诊也比以往更加不便,如何有效满足老年人日常健康信息、健康服务需求成为亟需解决的问题。

多年来我国经济的飞速发展,已经改变了人们的生活方式和社会观念,中国老年人口在规模不断膨胀、比例持续提升的老龄化进程中,也呈现出许多新特点,他们在知识素养、信息技能提升等方面发生了巨大的变化,智能手机的出现和广泛应用,也使老年人习惯利用互联网解决日常生活问题。2013 年起,CNNIC 连续四年发布的《中国社交类应用用户行为研究报告》指出使用网络社交应用的 50 岁以上的中老年人逐年增加。2021 年 8 月 27 日,中国互联网信息中心发布的第 48 次《中国互联网络发展统计报告》中指出,60 岁及以上网民占比已经达到 12.2%。2020 年以来,政府大力推动互联网应用适老化水平及特殊群体的无障碍普及,不仅使老年网民不仅在规模上有所增长,手机 APP 的适老化改造也使老年用户的网络消费能力逐步提升③,消费内容逐渐多元化,根据京东消费及产业发展研究院发布的《2021 老年用户线上消费报告》,老年人除了网购生活用品和保健产品外,在文娱社交、旅游消费、医疗健康上的需求也逐渐增加。

但在互联网使用上,青年人、中年人和老年人呈现不同的特

---

① 齐明珠,童玉芬.北京市区县间医疗资源配置的人口公平性研究[J].北京社会科学,2010,(5):27—33.

② 王伶,李坚.辽宁省医疗卫生资源配置公平性研究[J].东北大学学报(社会科学版),2012,14(6):521—525.

③ 高瓴资本.2019 中国互联网趋势报告[EB/OL],(2019-06-12)[2020-03-13].http://www.199it.com/archives/890363.html.

征,主要原因在于他们的使用目的不同。青年人利用互联网尤其是社交媒体是为了了解社会热点信息,与朋友们保持同步,避免被同伴排斥,其互联网使用呈现出高频率、积极的特点;中年人利用互联网除了注重信息需求的满足外,还会将其用于工作中,呈现出理性和保守状态,他们注重隐私保护,在网络使用上更为谨慎;老年人使用互联网是为了扩展自己的日常生活范围①。一般来说老年人对子女有较强的情感依赖,但我国现实生活中有半数的老年人没有与子女住在一起,这些因素可能会促进老年人更积极地利用互联网、社交媒体加强与子女之间的联系,并尝试用互联网解决日常生活问题。但由于身体老化带来的身体机能和认知功能的衰退,在操作和使用上没有中青年人熟练,反应速度较慢;再者,与中青年相比,老年人对于在网络上保护隐私的自信心不足②,对线上消费、互联网金融等方面的接受度较低,因而老年人互联网使用更为保守。但也有研究指出,线下亲友的推荐、老年人网络使用经验的增强可以提高老年人对互联网使用的信心和忠诚度③。

互联网的发展和信息技术的不断涌现,尤其是在线健康社区的出现,伴随着老年人健康素养和互联网技术技能的提升,为满足老年人面临的医疗健康需求提供了新的渠道。

① 黄含韵.社交媒体年龄层用户差异显著[N].中国社会科学报,2017-06-15(003).

② Mary M, Privacy management on social media sites. [EB/OL], (2012-02-24) [2020-03-17]. https://www. pewresearch. org/internet/2012/02/24/privacy-management-on-social-media-sites/.

③ 石晋阳,陈刚.社交媒体视域下老年人的数字化生存:问题与反思[J].扬州大学学报(人文社会科学版),2019,23(6):119—128.

1.1.2 老年人自我健康管理需求的产生

随着人们对信息技术与医疗健康结合认识的不断深入,人们自主进行医疗保健和健康管理已经成为可能,健康知识的普及、可穿戴医疗设备的发明应用使得原来只能被动的疾病诊疗逐步演化为主动的自我健康管理①。自我健康管理是人们利用医疗健康器械、健康量表等健康系统对自身健康状况进行检测和评估,对面临的健康风险进行预测分析的过程,达到随时监测自身健康状况的目的②。自我健康管理能够结合信息技术,利用现有资源充分调动个体、群体、社会的积极性,从而获取最大的健康收益③。自我健康管理对健康者和慢性患者都可以产生重要的意义,对于健康者,可以通过自我健康管理了解自己的各种生理指标,明确自己的健康状况,并学习相关知识保持健康状态,并据此调节心理和行为达到增进健康和预防疾病目的的健康促进活动等;对于慢性患者来说,可以辅助其对疾病症状、治疗方法有全面的认识,促进其改变不良的生活方式,形成良好的生活习惯,达到缓解病症的目的④。

我国经济的发展和提升使老年人的生活水平和对生活质量的要求也在逐渐提高,这些因素势必引发老年人的自我健康管理需

① 丁媛.中国病人参与治疗决策影响因素论述研究[J].东方企业文化,2011,(11):166.

② 傅华,李光耀.健康自我管理手册[M].上海:复旦大学出版社,2009:2—3.

③ 傅华,王家骥,李枫等.健康管理的理论与实践[J].健康教育与健康促进,2007(3):32—36.

④ 纪京平,吕文娟.自我健康管理的个性化信息支持服务探究[J].医学信息学杂志,2010,31(4):11—13.

求,因为健康状况及行为功能与个人生活质量的高低密切相关[1]。老年人自我健康管理需求的范围从慢性病的预防与护理,到保持良好的身体功能和状态,覆盖了生理、心理两个层面的健康。因此,老年人对医疗健康的需求包括健康咨询、健康维护、疾病的自我诊断甚至疾病诊疗等多方面[2],这些健康需求的满足可以促进老年人自我健康管理的积极性,减少老龄带来的心理和情绪带来的压力和负面性,形成健康管理理念,达到健康管理效用最大化。

Nakagawa-Kogan 等认为,自我健康管理能够实现健康的最大功能性目标[3],根据"知、信、行理论",人类健康行为的改变过程是由获取知识、产生信念、产生行为三阶段组成[4],这三阶段是相互影响、相互促进的。自我健康管理过程包括个人基本状况、生活环境以及护理环境三方面,个人基本状况主要有个人基本信息、健康情况、疾病史记录、生活习惯和方式等,生活环境主要是指居住环境和社会资源,而护理环境则是要引入专业医护人员参与其中。老年人自我健康管理同样要满足这三方面,明确老年人的个人基本情况,如健康状况和知识能力,了解老年人的居住环境和社会资源的拥有情况,根据这些情况不断拓展老年人自我健康管理的途

---

① Sintonen S, Immonen M. Telecare services for aging people: assessment of critical factors influencing the adoption intention[J]. Computers in Human Behavior, 2013, 29(4):1307—1317.

② 吕英杰.网络健康社区中的文本挖掘方法研究[D].上海:上海交通大学,2013.

③ Nakagawa-Kogan H, Garber A, Jarrett M, et al. Self-management of hypertension: predictors of success in diastolic blood pressure reduction[J]. Res Nurs Health, 1988, 11(2):105—115.

④ 王健,马军.健康教育学[M].北京:高等教育出版社,2006:52—54.

径和方法,让其习得自我健康管理的相关知识,明确常见病、慢性病等基本病理和关系,提升自己的健康素养;同时,专业医护人员提供相应的医疗服务和信息咨询,对其进行早期疾病的鉴别和筛查、慢性疾病的护理方法等。而专业化的信息支持是老年人自我健康管理质量的保障。据此,纪京平等①提出了传统的个性化信息支持服务平台的设计方案(如图 1-1 所示)。

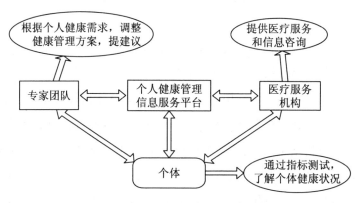

图 1-1 个性化信息支持服务平台设计

从图中可以看出,老年人自我健康管理最关键的步骤是要寻找到适合自身的个性化健康信息和服务。针对性的健康信息服务可以让老年人根据自己的健康状况,了解与自身疾病相关的监测、治疗、护理、生活选择和风险等信息②。然而我国目前的老年卫生服务体系因其分散、费时、被动的原因,不足以应付老年人的自我

① 纪京平,吕文娟.自我健康管理的个性化信息支持服务探究[J].医学信息学杂志,2010,31(4):11—13+24.

② Coleman M T, Newton K S. The self-management of chronic diseases[J]. American Family Physician,2005,72(8):1503—1509.

健康管理需求①。我国特殊的人口政策使未来老年家庭子女数量较少,许多老年人处于独居或空巢状态,这些因素会使老年人在自我健康管理、健康护理等方面的需求越来越多②。我国老年健康管理服务虽然每年的投资都呈增长状态,但仍存在资源空间分布不均、配套卫生资源匮乏,与老年人自我健康管理需求相比,有效供给严重不足,且很难保障落实到每个公民身上③。医疗资源分布不均衡及短缺现象给老年人寻找专业健康信息支持带来了困难。

信息技术尤其是可穿戴设备、云计算和大数据技术的运用,"互联网＋自我健康管理"成为解决老年人健康信息支持问题的有效方式。老年用户可利用可穿戴设备收集身体指标数据,利用健康平台上云计算模型进行数据分析,健康平台通过信息技术向个人推送分析结果,有效实现个性化健康信息的推送④,完善自我健康管理服务,也催生了自我健康管理的新的模式。由医生和用户共同参与的在线健康社区,能够有效支持老年人实施自我健康管理,为其提供专业的健康信息和医疗服务。

1.1.3 在线健康社区的兴起

随着互联网技术在医疗卫生保健方面的逐步应用,互联网成

① Lee T H, Treadway K, Bodenheimer T, et al. Perspective the future of primary care[J]. New Engl J Med, 2008, 359(20):2085—2093.

② 孙蓉,甘田霖.我国老年健康服务业发展研究[J].知与行,2019(4):81—86.

③ 段丽萍,曹宗琳.浅谈老年人健康需求特点和健康管理策略[J].世界最新医学信息文摘,2019, 19(10):163＋175.

④ 孙越,游茂,苗艳青等.互联网＋自我健康管理存在问题的分析与建议[J].中国卫生信息管理杂志,2017, 14(2):119—121.

为解决传统医疗模式的信息不对称、医院运营效率低下、医疗资源不足、易受时间空间影响等问题的有效手段,并得到国家和各级政府的支持与推动。公民健康意识的不断增强,社交媒体和在线社区的蓬勃发展催生了在线健康社区的兴起与发展。

2008年起,基于用户关系内容生成的社交媒体(Social Media)在我国快速兴起并发展,社交媒体成为人们现实中人际关系的延伸,并成为新的人际关系建立的重要场所,实现了人们信息获取、情感交流、经验分享以及娱乐分享的功能①。在线社区(Online Community)是在社交媒体发展的基础上建立起来,由大量地理位置分散的个人根据共同兴趣而组成的社会集合体,这些人可能相互认识,也可能不认识②。他们通过媒介促进社区成员之间关系的形成,进行知识、思想的创造和交流③。而在线健康社区(Online Health Communities)是以提供健康信息、在线咨询、医疗服务为目的的用户在线交流平台,可以让用户在平台上分享他们的见解和经验④,能使用户获取有关特定疾病的信息,为其提供情感支持、进行健康教育,在患者个人医疗保健管理中发挥积极的作用,用户之间的互动交流有助于患者做出对他们的健康状况更

---

① 曹博林.社交媒体:概念、发展历程、特征与未来——兼谈当下对社交媒体认识的模糊之处[J].湖南广播电视大学学报,2011(3):65—69.

② Wasko M, Faraj S. Why should I share? Examining social capital and knowledge contribution in electronic networks of practice[J]. MIS Quarterly, 2005, 29(1): 35—57.

③ Chiu C, Hsu H, Wang E. Understanding knowledge sharing in virtual communties: an integration of social capital and social cognitive theories[J]. Decision Support Systems, 2005, 42(3):1872—1888.

④ Thackeray R, Neiger B, Hanson C, et al. Enhancing promotional strategies within social marketing programs: use of web 2.0 social media[J]. Health Promotion Practice, 2008, 9(4):338—343.

好的决定①。

在线健康社区的出现,给人们浏览和搜寻医疗健康信息提供了新的信息渠道,帮助用户了解健康知识、疾病治疗等信息,让医生与患者、患者与患者之间实现了便捷的沟通,以网络化、信息化的方式完善了信息化社会医疗体系。与线下医疗健康环境相比,在线健康社区是一个更自由的生态信息圈,它的发展和应用能将现有的医疗健康服务资源社会化、网络化,在线健康社区提供的患者图表和日记功能能为用户进行有效的自我健康管理,并以此为依据实现个性化信息推送和家庭医生服务等②。在线健康社区改变了用户寻找健康信息和获得他人情感支持的方式,在用户交互的过程中也产生了新的健康知识和健康管理方法。在线健康社区以其便利性、低成本性、自主性、开放性以及匿名性等特点吸引了众多用户,对于普通公众尤其是慢性病患者而言,在线健康社区强大的互动交流功能可以对其健康管理、日常病症控制起着积极影响③,同时还可以有效缓解地区之间医疗健康资源总量有限、分布不均衡等问题④。人们对健康日益重视、健康观念的转变、自我健康管理的需求以及我国医疗资源分布不均衡是在线健康社区兴起

① Mpinganjira M. Precursors of trust in virtual health communities: A hierarchical investigation[J]. Information & Management, 2018, 55(2):686—694.

② Chen D, Zhang R, Liu K, et al. Enhancing online patient support through health-care knowledge in online health Communities: A Descriptive Study[J]. Information(Switzerland), 2018, 9(8):199.

③ Maloney-Krichmar D, Preece J. A multilevel analysis of sociability, usability, and community dynamics in an online health community[J]. ACM Transactions on Computer-Human Interaction, 2005, 12(2):201—232.

④ Eijk M V D, Faber M J, Aarts J W, et al. Using Online health communities to deliver patient-centered care to people with chronic conditions[J]. Journal of Medical Internet Research, 2013, 15(6): e15(1—10).

的驱动力量。

在线健康社区尤其是医生——患者社区提供给用户的专业性、个性化健康信息和医疗服务，能够有效满足老年人的健康信息、服务需求。但相关研究也发现，用户使用在线健康社区的重要前提是信任[①]。在线社区是在互联网基础上产生的人际交往模式，跨越时间、空间不再局限于地理区域位置和血缘关系。在现实生活中人际之间的信任主要形成于血亲关系以及地域关系，或者是在法律制度保障下的交易关系，这些传统的信任环境在互联网出现后被打破[②]，在线信任的建立所依存的环境发生了很大变化，如何取得用户的信任、吸引其加入在线社区成为在线社区保持运营、提高成效的关键性影响因素，因为维持一定程度成员规模是在线社区产生商业价值的基础[③]，在线健康社区因其健康和医疗服务主题等对人们的生理和心理影响巨大，信任更是影响用户尤其是老年人使用在线健康社区的重要前提。

1.2　研究问题

我国"互联网＋医疗"模式随着网络技术与医疗水平的快速发展已渐趋成熟，人们逐渐意识到医患双方在医疗健康领域互动交流的重要性，患者对健康信息的需求越来越大。同时社会对医疗

---

① Beldad A, Jong M D, Steehouder M. How shall I trust the faceless and the intangible? A literature review on the antecedents of online trust [J]. Computers in Human Behavior, 2010, 26(5):857—869.

② 徐小龙.虚拟社区信任问题研究[J].南方论刊,2010(5):62—63.

③ 徐小龙,杨敬舒.消费者视角下的虚拟社区信任研究[J].当代经济管理,2011, 33(5):34—37.

健康的关注也逐渐以"疾病为中心"转变为以"患者为中心",互联网将具有医疗健康信息需求与兴趣的患者和拥有专业知识的医生集聚一起,形成的在线健康社区,对降低医疗费用、缓解医疗资源缺乏及分配不均的状况起到了积极的作用,也给有大量医疗健康信息需求的老年人提供了一个便捷的服务渠道。

但是,根据艾瑞咨询研究报告发现,在线医疗健康 App 65% 的用户为 35 岁以下年轻人群[1],现有在线健康社区的设计多以中青年用户为服务对象,这对老年人而言,使用起来并不方便。然而老年人作为医疗健康信息的主要消费者,理应成为在线健康社区的服务主体,因此,根据老年人的心理和生理特征,了解老年人的健康信息需求,分析老年人在线健康社区使用意愿影响因素,将老年人吸引到在线健康社区是平台服务商发展更多用户的有效方式。

我国经济水平的不断提升以及网络基础建设的普及,老年人在日常生活中使用信息技术已经不存在硬件上的障碍,对于乐于接受新事物的老年人而言,他们可以充分享受先进的网络服务。但愿意使用信息服务不代表老年人愿意使用在线健康社区,Zulman 等对 1 450 位 50 岁及以上的互联网用户进行电话调查发现,老年人对互联网上的健康信息信任度很低,并且健康素养越低,对网络健康信息的信任度就更低[2]。而我国现阶段健康信息网站存在着诸如法律法规缺乏、评价标准不统一等问题,健康信息

---

① 艾瑞咨询.中国在线医疗行业研究报告.艾瑞咨询[EB/OL].（2015-09-30）[2020-03-13] http://www.iresearch.com.cn/report/2446.html.

② Zulman D M, Kirch M, Zheng K, et al. Trust in the internet as a health resource among older adults: Analysis of data from a nationally representative survey[J]. Journal of Medical Internet Research, 2011, 37(8):11—14.

质量得不到相应的保障[1]，而健康信息关系到人们的身体健康和生命安全，这些问题的存在会使老年人缺乏对在线健康社区的信任，从而不愿访问或者使用在线健康社区。医疗健康服务的供需双方之间的信任是使医疗卫生保健达到良好效果的重要保障因素[2]，信任作为医患双方关系交换的重要保障对在线医患关系有深刻影响，对老年人更是如此。

本书从信任理论视角出发，对影响老年用户在线健康社区使用意愿的相关因素进行梳理和分析。主要解决以下三个问题：

（1）老年用户在线健康社区使用意愿的影响因素有哪些；

（2）从信任视角出发，探索老年用户在线健康社区使用意愿影响变量，分析各变量之间的显著关系；

（3）如何提升老年用户对在线健康社区平台的信任，进而提升其在线健康社区使用意愿。

1.3　研究意义

"老龄化"是中国目前面临的极为严峻的问题，信息化社会的到来，为解决老龄问题提供了新的思路和方法。而健康信息和医疗服务是老年人最关注的信息和问题之一，通过利用网络技术，采用在线健康社区平台以满足老年人健康信息和服务的需求是行之

---

① 刘思汝，刘加林，李孟娇等.我国健康网站存在的问题及发展模式设想[J].医学争鸣，2016，7(4)：69—75.

② Coritorecl D, Wiedenbeck S, Ache R B, et al. Online trust and health information websites[J]. International Journal of Technology and Human Interaction，2012，8(4)：92—115.

有效的方法。本书从信任视角出发,探索并研究了老年人在线健康社区使用意愿影响因素,有助于明确老年用户使用在线健康社区的疑虑和困惑,能帮助在线健康社区平台服务商优化在线健康社区平台建设,具有一定的理论和实践意义。

1.3.1　理论意义

　　一是将老年用户信息行为作为研究对象,丰富了"互联网＋医疗健康"的受众研究对象,有效拓展了现有网络用户行为的研究领域,老年人在生理、认知和心理上与青年和中年用户存在着诸多差异,因而老年用户在线健康社区使用意愿的行为与一般用户相比,会体现出差异性;二是对国内在线健康社区研究领域的拓展,从信任理论视角探讨老年用户的在线健康社区使用意愿,是对在线健康社区领域的一次实践拓展;三为我国正在兴起的"智慧养老"研究增加了丰富的内涵,从"互联网＋养老"的角度提供了研究思路,具有较高的理论价值。

1.3.2　实践意义

　　一方面,可以为我国医养结合的养老产业的发展提供新的角度和思路,顺应了政府现行的"互联网＋医疗健康"服务新模式;再者,为建设高质量的可信的在线健康社区平台提供指导和参考,为针对老年用户提供更优质的产品和服务提供良好的对策和建议;最后本研究对于老年用户打造个人健康信息管理平台,有效实现个人健康信息管理,进行有效的医疗健康决策提供帮助,可以减轻国家医疗保健负担,具有重要的社会和经济意义。

1.4 相关概念

1.4.1 老年用户

老年群体概念的界定，不同国家或地区以及不同的文化圈都有所不同，在不同的研究领域中也各有不同。

老年群体的区分一般是用年龄度量，度量年龄的方式主要有年代年龄（出生年龄）、生理年龄、心理年龄以及社会年龄等[①]。生理年龄反映了人的生理健康状况、衰老的程度；心理年龄是从人对环境变化推导出的行为适应能力所能达到的阶段，更多的是主观感受；社会年龄则是工业化社会发展到一定程度的产物，蕴含着经济、法律色彩，主要涉及就业和退休年龄等因素[②]。度量年龄的多维性也使老年人的界定标准具有多维性，本书主要研究老年人的健康信息行为，对老年人界定时不考虑心理年龄。

从年代年龄来看，发展中国家大多提倡以 60 岁作为区分的标准，如我国《老年人权益保障法》定义 60 周岁为老年人的年龄起点[③]。但也有观点认为发展中国家男子 55 岁以上、女子 50 岁以上为老年期；根据我国的实际情况，将 45～59 岁规定为初老期，60～79 岁为老年期[④]。从生理年龄角度，当人超过 50 岁时，其生理机能开始慢慢衰退，高血压、心脑血管疾病、糖尿病、中风等发病率会逐渐增长。我国经济的高速发展，提高了人们的生活水平，也

---

① 顾大男.老年人年龄界定和重新界定的思考[J].中国人口科学,2000(3):42—51.

② 吴忠观.人口科学辞典[M].成都:西南财经大学出版社,1999.

③ 中华人民共和国老年人权益保障法[EB/OL].（2016-02-14）[2020-03-23] http://www.npc.gov.cn/wxzl/gongbao/1996-08/29/content_1479994.htm.

④ 世界卫生组织:老年人定义[EB/OL].（2016-02-14）[2020-03-13] http://www.ardentliving.com/index.php?r=article/content/index&content_id=200.

给人的健康带来了较大的风险，导致一些慢性病症年轻化比较严重。从社会年龄来界定，目前相关研究主要使用退休年龄进行定义，现阶段我国规定男性 60 岁、女性 55 岁退休。而现实生活中我国大部分人群退出劳动力市场即进入养老阶段，相关老年工作很多包含了未满 60 岁的人群①。

与老年人互联网使用、健康信息行为的国内外相关研究也有将年龄界定为 55 岁以上，如凯度 2015—2018 年的《中国社交媒体影响报告》、中国社科院国情调查与大数据研究中心和腾讯互联网与社会研究中心合作的《生活在此处——社交网络与赋能研究报告》中均以 55 岁以上为老年群体②；国外学者在进行老年人互联网健康信息搜寻行为研究时访谈样本为 55 岁以上人群③④，国内学者吴丹等在进行老年人健康信息搜索实验时样本也是以 55 岁（退休年龄）为最低界限⑤。

综上所述，本书中的老年用户指的是 55 岁以上的老年群体。

1.4.2　在线健康社区

在线社区是由一群在地理上分散，基于共同兴趣、目标利用网

①　金易.人口老龄化背景下中国老年人力资源开发研究[D].长春:吉林大学,2012.

②　凯度:2018 年中国社交媒体影响报告[EB/OL]. (2019-01-14)[2020-01-20])http://www.199it.com/archives/820382.html.

③　Waring M E, McManus D, Amante D J, et al. Online health information seeking by adults hospitalized for acute coronary syndromes: Who looks for information, and who discusses it with healthcare providers[J]. Patient Education & Counseling, 2018, 101(6):1973—1981.

④　Huvila I, Enwald H, Eriksson K, et al. Anticipating ageing: Older adults reading their medical records [J]. Information Processing and Management, 2018, 54(2):394—407.

⑤　Wu D, Li Y. Online health information seeking behaviors among Chinese elderly[J]. Library & Information Science Research, 2016, 38(3):272—279.

络通信技术进行交互而建立起共同体，具有几个核心属性：有共同目标或者利益，成员积极参与、共享信息资源、制定服务政策等①。在线健康社区是在线社区的一种，是以提供健康医疗信息为主要内容，以医生、患者等用户为主要参与者的在线集群平台。用户基于Web 2.0的媒体与技术工具，可在在线健康社区的平台中进行医院、医生、疾病等医疗健康信息的搜索，还可以与医生、医护人员、患者用户等进行沟通，交流各类健康信息和自己的医疗过程经历②，使用在线健康平台工具建立在线病例，寻找便利的自我护理和诊断工具，利用平台进行医生选择、远程挂号、在线诊疗等医疗服务③。

根据在线健康社区用户的构成和提供服务的不同，可将在线健康社区划分为"医生—患者"社区、"患者—患者"社区以及"医生—医生"社区。

表1-1 在线健康社区的类型

社区类型	社区服务	社区举例
在线"医生—患者"社区	为医生和患者之间提供在线咨询、预约挂号、线上问诊等	好大夫在线、春雨医生、平安好医生
在线"患者—患者"社区	为患者与患者之间提供健康信息分享、情感交流与互助等	觅健、甜蜜家园、宝宝树、肝胆相照社区等
在线"医生—医生"社区	为专业医生以及医疗机构提供专业医疗知识、科研进展、病例病情等的交流	丁香园、医联、云医

① Whittaker S, Isaacs E, O'Day V. Widening the net：Workshop report on the theory and practice of physical and network communities[J]. ACM SIGCHI Bulletin, 1997，29(3).

② Demiris G. The diffusion of virtual communities in health care：Concepts and challenges[J]. Patient Education and Counseling，2006，62(2)：178—188.

③ Mattila E, Korhonen I, Salminen J H, et al. Empowering citizens for well-being and chronic disease management with wellness diary[J]. IEEE ran sactions on Information Technology in Biomedicine,2010，14(2)：456—463.

在线"医生—患者"社区是实现医生和患者之间沟通的平台，可为患者提供医疗信息咨询、预约挂号、在线就诊等服务。患者一般希望尽可能了解与自身疾病相关的医疗信息，如病情如何、病因何在、医生如何诊断、采用哪种治疗手段比较适合、哪些医疗机构更加擅长该种病症治疗等。传统医疗模式下，医生大多没有充足的时间与精力来解答这些疑问，患者自己收集信息时可能会受到虚假信息的误导，传统医疗资源的有限性也会使患者不能及时得到有效治疗，进而加深了医患问题。医生—患者社区为患者提供了查询上述医疗健康信息、学习医疗健康知识的平台，患者可以随时随地与医生进行咨询沟通、线上预约挂号甚至诊疗，医生可以实时跟踪了解患者的病情，为患者提供个性化治疗建议。有效提升了患者的健康素养、节约了患者排队挂号的时间、促进了医生与患者间的相互了解，提高了医疗资源的合理配置和高效的利用率。

在线"患者—患者"社区主要为具有相似经历的患者提供经验交流与情感交流渠道，用于患者之间进行健康信息分享、情感交流等。患者在罹患疾病后的孤独无助需要精神上的支持，家人和朋友无法给予感同身受的理解，而为了不让这些人担心，患者通常会隐藏自己的恐惧与孤独感。通过患者社区，患者能找到相似经历的、能理解自己感受的病友，与他们进行病情的交流从而获得情感上的支持，这种情感精神上的支持能够有效缓解病人对病情的恐惧，提高患者面对疾病、坚持战胜疾病的勇气与信心。同时其他用户也可以对患者的病情与感受有更深的理解，从而给予患者们关怀与尊重，对缓解现实生活中社会公众对许多疾病的偏见和不公平对待的现象有着重要意义。

在线"医生—医生"社区的用户主要是医生、医疗机构、医疗工作者或生命科学研究人员,平台将这些人员汇集在一起,进行医学、护理、健康、生命科学等相关领域的学术研究。医疗与生命科学领域是一个知识技术更新很快的行业,传统医疗服务过程中,医生会受到诊疗经验以及地区医疗技术的限制,难以及时提升自己的专业能力,也是一些偏远地区医疗水平进步缓慢。医生—医生社区可让用户选择与自己研究领域相近的医生进行病例的探讨和医学经验的分享,既能扩大自己的社交圈,更能提升自己的专业能力与职业素养。医疗工作者在社区上进行的学术知识分析分享,能有效促进医疗与生命科学领域的学术交流,帮助医疗条件落后地区及时掌握行业最新资讯与科研进展,促进优质的医疗资源与技术得到广泛普及与高效利用,实现优质医疗资源整合,满足医生职业素养与价值提升等多重需求,有效推进了医疗行业的交流与发展。

目前在线健康社区已经迅速兴起和发展,各类在线健康社区普及了不同主题的健康信息和医疗知识,为医生与患者、医生与医生、患者与患者之间相互沟通与协作提供了交流渠道、方法和工具[1]。而更多的用户和患者也充分享受到了在线健康社区信息支持和情感支持的作用,在美国,61%的成年人曾经利用互联网和在线健康社区搜索过医疗和健康信息[2];在我国,智能手机、无线网络的普及和利用,为人们搜寻与利用网络医疗保健知识和服务提供了很大的基础支持,在线健康社区的应用和发展有了更广阔的

[1] Sandars J, Homer M, Pell G, et al. Web 2.0 and social software: The medical student way of e-learning[J]. Medical Teacher, 2008, 30(3):308—312.

[2] Gibbons M C, Fleisher L, Slamon R E, et al. Exploring the potential of Web 2.0 to address health disparities[J]. Journal of Health Communication, 2011, 16(1):77—89.

空间。

本研究选择"医生—患者"社区作为在线健康社区平台的代表。主要原因有三方面,一是医生—患者社区平台中可以有效实现医生与患者的健康信息交流;二是同一诊疗医生的患者也可加入该诊疗医生的患者群中,与其他病友进行病症和日常护理沟通交流,实现了患者—患者社区的功能,且这类患者群中讨论的疾病及健康信息更具有针对性,讨论内容由诊治医生监督,更能保障健康信息的准确性,从而增强用户的信任度。三是医生—患者社区中的医务人员可以针对自己的医疗领域发表相关方面的文章,能满足非患者用户的健康信息需求。

1.4.3 在线健康社区使用意愿

意愿是指个人从事特定行为的可能性,或是对未来要实施某种特定行为的趋向[①]。用户使用意愿的概念是从理性行为理论和计划行为理论中衍生出来的,一般用来指用户产生某种特定行为的趋势,或者说是用户实施某些特定行为的意志趋向[②]。用户使用意愿一般用来预测人的使用行为,属于直接影响因素,而其他影响因素会直接影响用户的使用意愿,并对用户的使用行为产生作用[③]。用户的使用意愿代表了用户会采取某种行为的可能

① Sheppard B, Hartwick P R. The theory of reasoned action: A meta-analysis of past research with recommendations for modifications and future research[J]. Journal of Consume Research, 1988, 15(3):325—343.

② Glanz K, Rimer B K, Viswanath K. Health behavior: Theory, research, and practice[M]. 5th ed. Philadelphia, PA: Jossey-Bass, 2015:95—109.

③ Fishbein M, Ajzen I. Belief, attitude, intention and behavior: an introduction to theory and research[M]. Boston: Addison-Wesley, MA, 1975:112—115.

性,使用意愿越强,使用行为的可能性越大[1]。用户的在线健康社区使用意愿,则是指用户采纳和使用在线健康社区平台行为的可能性,主要行为包括:健康信息浏览、评价、个人信息披露、健康信息共享以及在线健康信息服务如在线诊疗、预约挂号等的使用等。

一般而言,信任在电子商务环境中会激发用户的行为意向[2],在线系统平台和在线交易进程中的不确定性会因为用户的信任,从而降低保证用户和供应商之间维持稳定的关系[3]。研究表明,对于自己信任的企业,用户会自愿进行宣传,对该企业的产品或服务,有重复购买和使用的行为倾向[4]。作为医疗健康信息服务行业的用户或患者,他们往往缺乏相关的专业医学知识和经验,所以他们会先在医疗健康服务过程中搜寻、分析和评估医疗健康信息,评估结束后,评价健康信息和服务提供者的可信度,才能决定是否要采取后续行为[5],因而,信任是在线健康社区用户使用意愿的重要影响因素。

---

① 文鹏,蔡瑞.微信用户使用意愿影响因素研究[J].情报杂志,2014,33(6):156—161.

② Bart Y, Shankar V, Sultan F, et al. Are the drivers and role of online trust the same for all web sites and consumers: A large-scale exploratory empirical study[J]. Journal of Marketing, 2005, 69(4):133—152.

③ Chen J, Dibb S. Consumer trust in the online retail context: Exploring the antecedents and consequences[J]. Psychology and Marketing, 2010, 27(4):323—346.

④ Narteh B, Agbemabiese G C, Kodua P, et al. Relationship marketing and customer loyalty: evidence from the Ghanaian Luxury Hotel industry[J]. Journal of Hospitality Marketing & Management, 2013, 22(4):407—436.

⑤ 邓朝华,洪紫映.在线医疗健康服务医患信任影响因素实证研究[J].管理科学,2017,30(1):43—52.

1.5 国内外研究现状

1.5.1 在线健康社区研究现状

在线健康社区是一个包含社区平台、信息与服务、用户三要素的复杂系统,用户是在线健康社区的参与者、贡献者及管理者,生成、共享、搜寻、评价、使用医疗健康信息;在线健康社区平台为用户参与提供交流空间和管理制度机制;信息与服务是由用户提供的医疗健康知识的积累与聚合(见图 1-2)[1]。根据以上分析,结合本书研究对象及研究主题,笔者从社区平台、信息与服务以及用户三个维度对国内外在线健康社区研究现状进行分析,分析内容以用户健康信息行为研究为主。

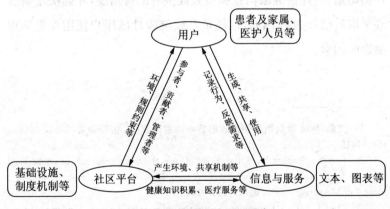

图 1-2　在线健康社区三要素

① 赵栋祥.国内在线健康社区研究现状综述[J].图书情报工作,2018,62(9):134—142.

（1）社区平台维度在线健康社区研究现状

在线健康社区正在逐渐兴起，其数量也在迅速增加，通过不断的宣传，人们也逐渐将在线健康社区作为自己获取健康信息和服务的重要渠道，并有取代传统纸质媒体信息源的趋势①。目前有关在线健康社区平台维度的现状研究主要集中于在线健康社区给用户带来的价值和服务应用上。

人们在就诊时，不仅需要得到有关疾病的解释和治疗指导，即对病症的"认知价值"，同时也需要他人的关注和同情，即获得"情感价值"②，而在线健康社区的价值主张突出了培养用户健康知识的认知和情感价值的创造③。目前国内外学者普遍认同的观点是用户参与在线健康社区可以获得**信息支持**和**情感支持**④⑤⑥，在线健康社区将具有相似病症的患者及相关利益的各类人群联系起来，进行健康信息、诊疗经验和建议的交流和互换，能让病患者与其他具有相同病患的用户之间感同身受，从而获得情感上的支持。

① Jadad A R. Are virtual communities good for our health[J]. BMJ, 2006, 332 (7547):925—926.

② Johnson G J, Ambrose P J. Neo-tribes: the power and potential of online communities in health care[J]. Communications of the Acm, 2006, 49(1):107—113.

③ Sarah V O, Dominik L. Coordinating online health communities for cognitive and affective value creation[J]. Journal of service management, 2016, 27(4):481—506.

④ Rosemary S. Peer-to-peer online communities for people with chronic diseases: a conceptual framework[J]. Journal of Systems and Information Technology, 2008, 10(1):39—55.

⑤ Neil S. Nurturing health-related online support groups: Exploring the experiences of patient moderators[M]. Computers in Human Behavior, 2013, 29(4):1695—1701.

⑥ Wang Y C, Kraut R, Levine J M. To Stay or leave? The relationship of emotional and informational support to commitment in online health support groups[C] Proc ACM 2012 Conf Comput Support Coop Work, Seattle, WA, USA, 2012:833—842.

情感支持可以提高个人应对压力的能力,分享诊疗过程及情绪感受的交流可以促进新健康习惯的养成①②,对患者的诊疗效果和康复过程会产生积极的影响结果③④。用户可以将从在线健康社区获取的健康知识和其他用户的诊疗经验及建议转换为个人健康知识,进行健康状况管理,改善自身健康水平,给其带来实际的利益⑤,并提高自我效能感。从 1 405 位在线健康社区用户的研究数据来看,用户获得的信息和社会情感支持对其健康状况的改善起到了积极作用⑥。因而在线健康社区提供的信息访问以及用户之间的交流与互动功能,可以形成满足用户需求的替代解决方案,改善个人及社会的福祉⑦。

在线健康社区中医生—患者社区的出现也拓宽了**用户与医生**

① Chuang K Y, Yang C. Helping you to help me: Exploring supportive interaction in online health community [J]. Proceedings of the American Society for Information Science and Technology, 2010, 47(1):1—10.

② Nambisan P. Information seeking and social support in online health communities: Impact on patients' perceived empathy[J]. Journal of the American Medical Informatics Association, 2011, 18(3):298—304.

③ Olson J K. Relationships between nurse-expressed empathy, patient-perceived empathy and patient distress[J]. Journal of Nursing Scholarship, 1995, 27(4):317—322.

④ Abby H. Individuals with eating disorders and the use of online support groups as a form of social support[J]. CIN: Computers, Informatics, Nursing, 2010, 28(1):12—19.

⑤ Johnston A C, Worrell J L, Gangi P M, et al. Online health communities: An assessment of the influence of participation on patient empowerment outcomes[J]. Information Technology & People, 2013, 26(2):213—235.

⑥ 杨化龙,鞠晓峰.社会支持与个人目标对健康状况的影响[J].管理科学,2017,30(1):53—61.

⑦ Zhao J, Wang T, Fan X. Patient value co-creation in online health communities: Social identity effects on customer knowledge contributions and membership continuance intentions in online health communities[J]. Journal of Service Management, 2015, 26(1):72—96.

互动的渠道,用户可以通过在线健康社区,以图文问诊和电话问诊的形式进行线上问诊,也可以享受在线预约挂号、预约手术等在线服务。与传统医疗资源的有限性相比,在线健康社区可以通过降低医疗成本,充分整合利用国内现有资源,为用户提供更多样化的渠道来提供更好的治疗[①]。在线健康社区使医生能够通过多种方式帮助和服务患者,可以通过参与在线社区开通个人主页发布医学文章,给用户提供更专业的医疗信息;通过 Q&A 服务帮助患者在线解决他们的个性化问题;为需要更全面咨询和治疗的用户提供电话咨询和离线预约(在线预订,医院服务)。在线健康社区使医生和用户双方都受益,医生可以使用这些功能更有效地实现提高自己的知名度以及经济收入,而用户通过搜索健康信息和医疗建议,实现更快、更有效地恢复健康的目的,提高自己的医疗效用。这也同时实现了医疗资源利用的集约化,成为了线下医疗的有益补充[②]。

已有研究提及老年人使用在线健康社区的潜在好处,认为在线健康社区可以改善体弱老年人的护理方式[③];Zhang 等研究发现乳腺癌症社区成员在加入社区后,会提高其应对病症的情绪,且这种积极的情绪会持续很长时间,而 60 岁以上的老年人,更是表

① Heather K. Spence L, Jean A, et al. Empowerment and staff nurse decision involvement in nursing work environments: Testing Kanter's theory of structural power in organizations[J]. Research in Nursing & Health, 1997, 20(4):341—352.

② Wu H, Lu N. Online written consultation, telephone consultation and offline appointment: An examination of the channel effect in online health communities[J]. International Journal of Medical Informatics, 2017, 107:107—119.

③ Makai P, Perry M, Robben S H M, et al. Which frail older patients use online health communities and why? A mixed methods process evaluation of use of the health and welfare portal[J]. Journal of Medical Internet Research, 2014, 16(12):e278.

现出最大的积极情绪,对缓解其精神压力起到了良好效果①。无线网络的普及带动了移动医疗服务的兴起,可以为老年人健康护理提供新的渠道和方法。但也有研究提出,尽管在线健康社区对老年用户的健康护理有许多益处,但老年人在采用这些服务方面还存在着挑战和障碍,主要体现在新设备操作的障碍以及他们倾向于保留现有生活习惯,不愿意迎接新事物的挑战②。

(2)信息与服务维度在线健康社区研究现状

在线健康社区主要为用户提供医疗健康信息和相关服务,目前研究多集中于在线健康社区的**健康信息和服务的质量**上。自从社交媒体兴起以来,网络信息资源的质量就引起了人们的广泛关注,而医疗健康信息和服务因为关系到人们的生理和心理健康安全,更是受到人们的重视,同时,健康信息的质量和可信性也是用户使用在线健康社区的重要影响因素。

国外对网络健康信息质量的研究相对较早,相关研究主题集中在**健康信息质量标准和指标分析**上。Zhang 等研究发现信息质量可从内容和设计两方面进行评价,内容评价标准主要为完整性、权威性、可读性等,而与网站设计相关的信息质量的评价标准包括可访问性、易导航、交互性等③;邓胜利结合其他学者的研究成果,

① Tom B, Allen D, Louise C, et al. Does participation in an intervention affect responses on self-report questionnaires[J]. Health Education Research(Suppl 1), 2006 (10):98—109.

② Guo X, Sun Y, Wang N, et al. The dark side of elderly acceptance of preventive mobile health services in China[J]. Electronic Markets, 2013, 23(1):49—61.

③ Zhang Y, Sun Y, Xie B. Quality of health information for consumers on the web: A systematic review of indicators, criteria, tools, and evaluation results[J]. Journal of the Association for Information Science and Technology, 2015, 66(10):2071—2084.

得出基于内容的健康信息指标为相关性、及时性、可信度及易读性，基于网站设计的信息质量评价指标为易用性、可访问性、美观性、导航性、交互性以及隐私保护①。施亦龙等对健康问答社区的数据进行了分析研究，归纳了健康信息质量的两个维度：内容价值和社会情感，并将完整性、清晰性、准确性及可操作性作为高质量健康信息的评价依据②；张星等对在线健康社区的用户、患者及医学专业师生等进行调查，认为信息完整性、表达质量、一致性以及来源可信性是对信息质量影响较大的因素③。从这些研究可以看出，目前的健康信息网站存在着信息质量较低的现象，由此学者们提出了提升网络健康信息质量的建议和意见，主要包括：创建有效的网络健康信息评价工具、对用户进行健康素养教育、加强网站建设进行质量控制与管理、引入第三方评估机制等④⑤⑥。

除了对信息质量标准和指标研究外，国外对健康信息质量的研究还包括**信息质量评价**方法和工具上，用来对健康信息质量的相关性、及时性和可信度等进行评价。如 Luis 等设计了 Health-

---

① 邓胜利,赵海平.国外网络健康信息质量评价:指标、工具及结果研究综述[J].情报资料工作,2017(1):67—74.

② 施亦龙,许鑫.中美在线问答社区中的自闭症信息分析[J].中华医学图书情报杂志,2015,24(4):5—8.

③ 张星,夏火松,陈星,等.在线健康社区中信息可信性的影响因素研究[J].图书情报工作,2015,59(22):88—96.

④ Zhang Y, Sun Y, Xie B. Quality of health information for consumers on the web: A systematic review of indicators, criteria, tools, and evaluation results[J]. Journal of the Association for Information Science and Technology, 2015, 66(10):2071—2084.

⑤ 邓胜利,赵海平.国外网络健康信息质量评价:指标、工具及结果研究综述[J].情报资料工作,2017(1):67—74.

⑥ 赵栋祥.在线健康社区信息服务质量优化研究——基于演化博弈的分析[J].情报科学,2018,36(8):149—154.

Trust 用来评估在线健康社区中健康信息内容的可信度,该工具既可以分析文本文件,也可以用来评价视频文件[1];目前国外使用最多的评价的工具分别为:DISCERN(评价疾病相关内容的完整性、全面性)[2]、HONCode(评价健康信息的可靠性及可信度)[3]、JAMA(主要评价信息来源、属性、及时性)[4]和 LIDA(主要对易获得性、易用性和易读性进行评价)[5]。与国外健康信息质量评价工具相关研究相比,国内相关研究较少,李月琳等针对国民缺少对健康信息辨别机制的现状,分析了社交媒体中的健康信息,认为可以通过建立伪健康信息特征列表,结合机器学习等方式,建立健康信息自动过滤机制,从而实现对健康信息质量的控制[6]。

(3) 用户维度在线健康社区研究现状

用户维度在线健康社区研究是目前国内外研究的着重点,在

---

① Luis F, Randi K, Genevieve B M. HealthTrust: A social network approach for retrieving online health videos[J]. Journal of Medical Internet Research, 2012, 14(1):e22.

② Charnock D, Shepperd S, Needham G, et al. DISCERN: an instrument for judging the quality of written consumer health information on treatment choices[J]. Journal of Epidemiology &Community Health, 1999, 53(2):105—111.

③ Boyer C, Selby M, Scherrer J R, et al. The health on the NetCode of conduct for medical and health Websites[J]. Computers in Biology & Medicine, 1998, 28(5): 603—610.

④ Silberg W M, Lundberg G D, Musacchio R A. Assessing, controlling, and assuring the quality of medical information on the Internet: caveant lector et viewor-Let the reader and viewer beware [J]. Journal of the American Medical Association, 1997, 277(15):1244—1245.

⑤ Tavare A N, Alsafi A, Hamady M S. Analysis of the quality of information obtained about uterine artery embolization from the Internet [J]. Cardiovascular & Interventional Radiology, 2012, 35(6):1355—1362.

⑥ 李月琳,张秀,王姗姗.社交媒体健康信息质量研究:基于真伪健康信息特征的分析[J].情报学报,2018,37(3):294—304.

线健康社区用户包括普通用户、患者及其家人、医护人员等。因本书的研究对象针对老年用户,主要从非医护人员或者患者视角分析用户在线健康社区信息行为,对专业医护人员的信息行为不做相应的分析。现有研究主要包括:信息搜寻与获取、信息共享、信息披露、信息服务使用和持续使用行为等类型。

信息搜寻与获取行为指用户主动查找健康信息,以满足自己的健康信息需求的行为。用户通过与平台成员进行信息交流,能够获取健康信息、治疗方案和应急医疗管理机制等有价值的资源①,这些信息和方案能满足用户个人健康管理的需求,也提高了用户在线健康社区参与的积极性②。用户获取的不同领域、有效的健康信息,提升了用户的医学知识和健康素养③④。除了获取健康知识和信息外,用户通过在线社区还可以通过病友间的病情交流,获取情感支持以及对自己病情状况详细的了解⑤。现有研究还分析了健康信息搜寻的影响因素,Kim 等发现用户使用在线健康社区寻找健康信息的原因与患者的健康状况相关,健康状况越

① Edmunds A, Morris A. The problem of information overload in business organizations: a review of the literature[J]. International journal of information management, 2000, 20(1):17—28.

② Cropanzano R, Mitchell M S. Social exchange theory: An interdisciplinary review[J]. Journal of management, 2005, 31(6):874—900.

③ Butler B S. Membership Size, Communication activity, and sustainability: A resource-based model of online social structures[J]. Information Systems Research, 2001, 12(4):346—362.

④ Brenner L, Carmon Z, Aimee D, et al. Consumer control and empowerment: A primer[J]. Marketing Letters, 2002, 13(3):297—305.

⑤ Wellman B. The place of kinfolk in personal community networks[J] Marriage & Family Review, 1990, 15(1):195—228.

严重,则健康信息搜寻的可能性越大①;而 Rice 则发现除了用户的健康状况外,性别、工作状况、互联网使用经验等也会影响用户的在线健康社区搜索行为②;国内学者邓胜利等分析了用户健康信息的获取意愿影响因素,发现感知有用性、主观规范与用户的提问意愿正相关,而感知风险与之呈负相关关系,而对问题回答的信息的相关性、准确性以及可信性通过对感知有用性进行影响,进而影响到用户的提问意愿③。

信息共享行为指用户将自己拥有的健康信息或知识分享给他人的行为。在线健康社区一般会分享两类健康知识,一类是诸如医院、医生、某种病症知识普及等一般信息,这类信息通常是公开的,与个人健康信息无关;另一类是个人健康状况、诊疗经历或医疗经验等特定信息,这类信息的共享可能会让用户感觉不愉快,但对其他社区用户来说又可能特别有价值④。信息共享行为一般是由用户的内在和外在收益共同驱动,外在方面如在线健康社区成员可以通过共享健康信息,在提升他人健康知识方面的时候,发现自己的社会价值,或者可能从参与的社区中获得金钱或其他如声

---

① Kim H, Powell M P, Bhuyan S. Seeking medical information using mobile Apps and the internet: Are family caregivers different from the general public[J]. Journal of Medical Systems, 2017, 41(3):11—18.

② Rice R E. Influences, usage, and outcomes of internet health information searching: Multivariate results from the Pew surveys[J]. International Journal of Medical Informatics, 2006, 75(1):8—28.

③ 邓胜利,管弦.基于问答平台的用户健康信息获取意愿影响因素研究[J].情报科学,2016, 34(11):53—59.

④ Yan Z, Wang T, Chen Y, et al. Knowledge sharing in online health communities: A social exchange theory perspective[J]. Information & Management, 2016, 53(3):643—653.

誉等精神奖励,进而获得成就感而取得个人内在的满足①。Zhang
等分析了内在收益如知识自我效能、利他主义和同理心等对在线
社区成员知识共享行为的影响②;Rusu 分析了年轻父母如何在社
区中交流育儿信息③;邓朝华等认为在线健康社区作为知识共享
平台,可以提升用户和医疗专业人员的综合素质,利于现代医学的
进步和医学知识的创新,同时知识共享意愿受到归属感、等价性及
交互感知性的正向影响④;张克永等认为社会信任、自我效能、利
他主义等会对个人健康知识共享行为产生影响⑤。通过以上分
析,学者们还提出鼓励用户进行知识共享的相关建议,其中,最重
要的是要增加用户自我实现的收益,降低共享成本,同时,社区要
关注并重视用户的隐私保护等。

信息披露行为是指个体在人际关系中有意向他人自愿披露自
己的信息⑥。在线健康社区信息披露行为主要是从个人隐私角度

---

① Jo H S, Hwang M S, Lee H J. Market segmentation of health information use on the Internet in Korea[J]. International Journal of Medical Informatics,2010,79(10):707—715.

② Zhang X, Liu S, Deng Z, et al. Knowledge sharing motivations in online health communities:A comparative study of health professionals and normal users[J]. Computers in Human Behavior,2017,75(6):797—810.

③ Rusu I A. Exchanging health advice in a virtual community:A story of tribalization[J]. Journal of Comparative Research in Anthropology & Sociology,2016(7):57—69.

④ 邓朝华,蒙江.在线医疗健康社区知识共享行为研究[C].第十五届全国计算机模拟与信息技术学术会议论文集.2015.

⑤ 张克永,李贺.网络健康社区知识共享的影响因素研究[J].图书情报工作,2017,61(5):109—116.

⑥ Lowry P B, Cao J, Everard A. Privacy concerns versus desire for interpersonal awareness in driving the use of self-disclosure technologies:The case of instant messaging in two Cultures[J]. Journal of Management Information Systems,27(4):163—200.

出发,分析用户在披露私人信息时与之相关的因素。为获得相应的信息支持和情感支持,用户会选择披露个人的信息①,用户分享的信息很多是与疾病诊疗和康复经历等相关的个人信息,涉及到人的生命安全和隐私,一旦用户选择披露个人健康信息,会面临隐私被侵犯的风险,如:在未被授权的情况下隐私信息被用于药品营销、接到商家企业的医疗广告骚扰电话等②;而一些敏感的病症(如精神健康、家庭暴力等)如果被披露,有可能会导致用户遭到他人歧视的现象发生。因而有关信息披露的研究多从个人隐私角度出发,主要牵涉到隐私信息安全、信息安全保护等方面的研究。尽管已有研究展示了信息公开的诸多益处,但这并不是在线健康社区用户信息披露的主要动力③,用户进行信息披露还受到多种因素的影响。Zhang 等研究发现个人健康信息披露意图受到信息、情感支持的影响,个人公开其个人健康信息的意图是基于对他们的隐私问题和信息公开后收益之间的权衡;据此提出对于在线健康社区的管理者而言,他们应该建立有效的隐私保护机制,以改善用户的信息披露意图④;也有学者发现用户在匿名或者网站隐私保护机制的作用下,可能会披露现实中个人难以启齿的病症如

① Xiao N, Sharman R. Rao H R, et al. Factors influencing online health information search: An empirical analysis of a national cancer-related survey[J]. Decision Support Systems, 2014, 57:417—427.

② Bansal G, Fatemeh Z, Gefen D. The impact of personal dispositions on information sensitivity, privacy concern and trust in disclosing health information online[J]. Decision Support Systems, 2010, 49(2):138—150.

③ Yan L, Tan Y. Feeling blue? Go online: An empirical study of social support among patients[J]. Information Systems Research, 2014, 25(4):690—709.

④ Zhang X, Liu S, Chen X, et al. Health information privacy concerns, antecedents, and information disclosure intention in online health communities[J]. Information & Management, 2017(11):482—493.

HIV/AIDS、精神疾病等疾病信息和个人相关信息[①②],张星等认为当用户感知在线健康社区服务收益大于隐私泄露成本时,用户愿意呈现自己的个人信息[③];姜又琦从风险、内在收益、外在收益三方面建立了信息披露意愿影响因素模型,认为感知风险负向影响披露意愿,而互惠规范、物质奖励、结果期望和信息质量正向影响披露意愿,再者,对医生的信任正向影响披露意愿[④]。而张敏等通过"情境实验+问卷调查"方式得出用户感知隐私风险、隐私关注会让用户隐藏自己的主观健康知识,而感知社区信任可以负向影响感知隐私风险[⑤]。

信息服务使用和持续使用行为是指用户对在线健康社区的采纳以及持续使用行为[⑥],相关研究主要是在线健康社区用户使用影响因素分析,这也是本研究目前关注的研究范畴。现有主要研究成果见表1-2。

从理论上来看,首先从技术角度出发进行相关研究,主要包括技术接受模型、信息系统成功模型以及信息系统持续使用模型理

① Yang L. and Tan Y, An empirical study of online supports among patients [DB/OL] 2010-10-25 Available at SSRN:http://ssrn.com/abstract = 1697849 or http://dx.doi.org/10.2139/ssrn.1697849.

② 李裕广.在线医疗社区患者医疗信息共享意愿影响因素研究[D].哈尔滨:哈尔滨工业大学,2015.

③ 张星,陈星,侯德林.在线健康信息披露意愿的影响因素研究:一个集成计划行为理论与隐私计算的模型[J].情报资料工作,2016,37(1):48—53.

④ 姜又琦.在线医疗网站用户个人健康信息披露意愿影响因素研究[D].武汉:武汉大学,2017.

⑤ 张敏,马臻,张艳.在线健康社区中用户主观知识隐藏行为的形成路径[J].情报理论与实践,2018,41(10):111—117+53.

⑥ 赵栋祥.在线健康社区信息服务质量优化研究——基于演化博弈的分析[J].情报科学,2018,36(8):149—154.

论等；其次从社会学角度着手，主要运用了社会支持理论、社会认知理论、社会资本理论等；还有一些研究基于隐私计算理论。从研究对象来看，目前主要集中在年轻人和中年人，年龄在 18—50 岁之间，50 岁以上的对象较少。研究方法主要采用问卷调查和结构化访谈和扎根理论研究方法。从分析结果来看，在线健康社区用户使用的影响因素主要集中在信息质量、信息有用性、信息支持、情感支持、信息来源可信度以及信息隐私和信任等。

从研究中可以看出，在线医疗健康服务的发展促进了国内外学者对于在线健康信息和服务中信任问题的关注，信任已经成为用户持续使用在线健康社区的主要影响因素[1][2][3][4][5]。目前有关信任的研究主要侧重于分析医疗健康网站中健康信息质量相关问题，如信息可信度、用户信任行为等，用户的信任对象主要是健康网站以及网站提供的健康信息等[6]。也有学者分析了用户信任前

---

① Lovatt M，Bath P A，Ellis J. Development of trust in an online breast cancer forum：A qualitative study[J]. Journal of Medical Internet Research，2017，19(5)：e175.

② Zahedi F M，Song J. Dynamics of trust revision：Using health infomediaries [J]. Journal of Management Information Systems，2008，24(4)：225—248.

③ Lu N，Wu H. Exploring the impact of word-of-mouth about Physicians' service quality on patient choice based on online health communities[J]. BMC Medical Informatics and Decision Making，2015，16(1).

④ Harris P R，Sillence E，Briggs P. Perceived threat and corroboration：Key factors that improve a predictive model of trust in internet-based health information and advice[J]. Journal of Medical Internet Research，2011，13(3)：e51.

⑤ Akter S，D'Ambra J，Ray P. Trustworthiness in mHealth information services：an assessment of a hierarchical model with mediating and moderating effects using partial least squares(PLS)[J]. Journal of the American Society for Information Science and Technology，2011，62(1)：100—116.

⑥ Marton C，Choo C W. A review of theoretical models of health information seeking on the web[J]. Journal of Documentation，68(3)：330—352.

因,邓朝华等发现在线患者的信任受到健康网站、医院及医生的可信度、感知收益和感知风险等的影响[①];Yi 等通过健康信息搜寻行为实验得出结论,认为网络健康信息的信任受到论据质量、来源专业性、感知信息质量和感知风险的影响[②]。这些研究大多是从用户视角直接探究其主观感知信任,从受信者角度的研究相对较少[③]。

表 1-2　在线健康社区用户信息服务使用和持续使用行为研究

理论基础	调查对象	研究变量及其关系	文献来源
信任理论、整合技术接受模型、信息系统成功模型	随机选取 9 个城市 423 人调查	信任、感知互动(强烈的参与愿望)对公众使用意愿有正向显著影响;服务品质、绩效期望、努力期望对用户满意度有正向影响。	方卫华[④]
信息系统持续使用模型,引入满意度、有用性和期望确认模型	中老年人群(45—74 岁)	中老年用户行为影响因素从强到弱为:用户使用习惯的养成、对平台本身的满意度、感知有用性、成本等。	孙悦等[⑤]

① 邓朝华,洪紫映.在线医疗健康服务医患信任影响因素实证研究[J].管理科学,2017,30(1):43—52.

② Yi M Y, Yoon J J, Davis J M, et al. Untangling the antecedents of initial trust in Web-based health information:The roles of argument quality, source expertise, and user perceptions of information quality and risk[J]. Decision Support Systems, 2013, 55(1):284—295.

③ 曾宇颖,郭道猛.基于信任视角的在线健康社区患者择医行为研究——以好大夫在线为例[J].情报理论与实践,2018,41(9):96—101+113.

④ 方卫华,王梦洽.互联网医疗服务平台公众使用意愿影响因素研究[J/OL].北京航空航天大学学报(社会科学版):1—7[2020-01-26]. https://doi.org/10.13766/j.bhsk.1008—2204.2019.0001.

⑤ 孙悦,张华,韩睿哲.基于 DEMATEL 的在线健康社区中老年人持续信息采纳行为研究[J].长春工程学院学报(自然科学版),2018,19(3):76—78+85.

续表

理论基础	调查对象	研究变量及其关系	文献来源
社会认知理论	在线健康社区的使用者(18—35岁群体为主)	自我效能、结果期望、信息质量、系统质量正向影响用户持续使用在线健康社区的意愿。	霍豪爽等①
D&M信息系统成功模型	35岁以下群体	信息质量、系统质量与用户使用意愿间具有正向影响关系;信息准确性和时效性影响着信息质量;系统可访问性和及时性则影响着系统质量。	王文韬等②
感知价值理论	在线健康社区用户（19—50岁,其中50岁以上占1.02%）	用户感知收益受到信息来源可靠性、信息准确性、时效性的影响,而感知收益又会对感知价值产生相应的影响;隐私安全性的提高以及信息反馈的及时性能有效降低感知成本;而用户持续使用医院受到感知有用性和感知价值的影响。	董庆兴等③
健康素养、社会支持理论	在线健康社区用户（51岁以上8.75%）	用户对在线健康社区的信任正向影响健康信息采纳意愿;用户的信任主要来源于信息支持,用户的健康素养越高,对信息来源可信度的判断越准确,越容易获得信息支持。	唐旭丽、张斌、张岩④

① 霍豪爽,张帆,张军亮等.基于社会认知理论的在线健康社区用户持续使用行为影响因素[J].中华医学图书情报杂志,2019,28(6):55—62.

② 王文韬,李晶,张帅,谢阳群.信息系统成功视角下虚拟健康社区用户使用意愿研究[J].现代情报,2018,38(2):29—35.

③ 董庆兴,周欣,毛凤华,张斌.在线健康社区用户持续使用意愿研究——基于感知价值理论[J].现代情报,2019,39(3):3—14+156.

④ 唐旭丽,张斌,张岩.在线健康社区用户的信息采纳意愿研究——基于健康素养和信任的视角[J].信息资源管理学报,2018,8(3):102—112.

续表

理论基础	调查对象	研究变量及其关系	文献来源
社会支持理论、成就需要理论、感知信任理论	武汉医院附近（19—50岁）	社会支持、成就需要和感知信任正向影响用户使用意愿，对于不同性别用户各变量的影响效果有一定的差异。	吴江,李姗姗[1]
技术接受模型、理性行为理论（TRA）	糖尿病社区成员（18—63岁）	社会因素和社区特征，其中社区特征因素包括：技术平台（互动性、隐私性、用户认可品牌）、信息内容（最新、全面、相关性、可靠、免费）以及成员组成（规模、多元化、积极友善）。	Yan Zhang[2]
隐私计算理论和保护动机理论	在线健康社区用户	健康信息隐私问题以及信息和情感支持显著影响个人健康信息（PHI）的披露意图。	Xing Zhang 等[3]
信息处理的双过程理论		信息质量和来源可信度之外，情感支持对个人的医疗保健信息采用决策具有显著的积极影响。此外，信息质量，来源可信度，情感支持和采用决策之间的关系通过回复者之间的竞争和接受者的参与来缓和。	Jin 等[4]

[1]　吴江,李姗姗.在线健康社区用户信息服务使用意愿研究[J].情报科学,2017,35(4):119—125.

[2]　Zhang Y. A qualitative investigation of factors enabling sustained use of online health communities[J]. Proceedings of the American Society for Information Science and Technology,2014(10).

[3]　Zhang X, Liu S, Chen X, et al. Health information privacy concerns, antecedents, and information disclosure intention in online health communities[J]. Information & Management,2017(11):482—493.

[4]　Jin J, Yan X, Li Y, et al. How users adopt healthcare information: An empirical study of an online Q&A community[J]. International Journal of Medical Informatics,2016,86(11):91—103.

续表

理论基础	调查对象	研究变量及其关系	文献来源
感知的社会支持	三个医疗中心提供的在线医疗社区成员的数据	影响患者对 HCO 运营的在线健康社区的同情心的是寻求信息的有效性而不是社会支持。	Nambisan[①]
动机理论与社会支持理论	不孕症在线健康社 144 名女性	社会支持影响用户加入在线健康社区的动机。	Jennifer L 等[②]
社会交换理论、共同纽带理论(Common bond theory)	问卷调查 361 人(18—50)占大部分,50 岁以上为 4.5%	信息有用性、社区响应能力和共同愿景对消费者对健康相关虚拟社区的整体信任具有重要影响。	Mercy Mpinganjira[③]
社会支持理论	调研 156 人	感知风险和感知价值对用户参与的影响。	Yibai Li 等[④]

1.5.2 老年人健康信息行为相关研究

患者在就诊前和就诊后都会用网络查找医疗健康信息,其中有六分之一是老年人[⑤]。老年人因为生理和心理功能的逐渐衰退

[①] Nambisan P. Information seeking and social support in online health communities: Impact on patients' perceived empathy[J]. Journal of the American Medical Informatics Association, 2011, 18(3):298—304.

[②] Welbourne J L, Blanchard A L, Wadsworth M B. Motivations in virtual health communities and their relationship to community, connectedness and stress[J]. Computers in Human Behavior, 2013, 29(1):129—139.

[③] Mpinganjira M. Precursors of trust in virtual health communities: A hierarchical investigation[J]. Information & Management, 2018, 55(6):686—694.

[④] Li Y, Wang X, Lin X, et al. Seeking and sharing health information on social media: A net valence model and cross-cultural comparison [J]. Technological Forecasting and Social Change, 2018, 126(7):28—40.

[⑤] Flynn K E, Smith M A, Freese J. When do older adults turn to the internet for health information? Findings from the Wisconsin longitudinal study[J]. Journal of General Internal Medicine, 2006, 21(12):1295—1301.

和老化等原因,对医疗卫生信息的需求普遍更多,而老年人积极的在线健康信息行为,可以在一定程度上改善自身的健康状态①。老年用户作为一个特定群体,其网络健康信息搜索行为是学者们关注的主题之一,现有研究可归纳为三个方面:老年人网络健康信息需求、搜寻动机与获取途径;老年人网络健康信息搜索影响因素、用户视角下老年人网络健康信息搜索行为。

（1）老年人网络健康信息需求、搜寻动机与获取途径

网络健康信息需求。这类研究文献较多,老年人信息需求研究主要涉及到需求的类别、内涵、影响因素以及满足需求的对策等②③,其中,得到普遍认可的是由左美云等学者构建的老年人信息需求层次模型④。但直接针对老年人健康信息需求的研究相对较少,卢超其等认为老年人更需要医疗保障和生活照护⑤,其他相关研究关注了老年人健康信息行为⑥、老年人网络健康搜寻内容⑦

①　Salovaara A, Lehmuskallio A, Hedman L, et al. Information technologies and transitions in the lives of 55-65-year-olds:The case of colliding life interests[J]. International Journal of Human-Computer Studies,2010,68(11):803—821.

②　Wang S Y, Kelly G, Gross C. Information needs of older women with early-stage breast cancer when making radiation therapy decisions[J]. International journal of radiation oncology biology physics,2018,100(2):532—543.

③　Gillen M, Bobroff L. An exploration of the health and personal finance information needs of older adults through focus groups[J]. Gerontologist,2013,53:203—210.

④　左美云,刘勋勋,刘方.老年人信息需求模型的构建与应用[J].管理评论,2009,21(10):70—77.

⑤　卢超其,陈晓凤.依靠社区力量关注老年人自我实现需要的满足[J].社区医学杂志,2007,5(2):59—60.

⑥　韩妹.中老年对网络健康信息的使用与满足研究[D].北京:中国传媒大学,2008.

⑦　侯小妮,孙静.北京市三甲医院门诊患者互联网健康信息查寻行为研究[J].图书情报工作,2015,59(20):126—131.

等。在线健康社区的兴起,给学者们研究老年人健康信息需求提供了新的渠道和方法,徐孝婷等通过访谈在线社区的老年用户,利用扎根分析方法分析了老年人在使用在线健康社区时所需要的使用操作、信息搜寻、隐私与安全、诊疗行为、交互与反馈、自我实现六方面具体需求,构建了老年用户健康信息需求模型[①];钱宇星等采用网络文本挖掘方法,得出老年人的健康信息需求主要体现在生活方式调整与改变、中医养生原理与方法、疾病防治与应对老化、食品营养价值与功效四个方面[②]。老年人存在健康信息需求,反映了其健康知识的缺乏,也是老年健康信息行为的驱动力。只有明确了老年人的具体的健康需求,才能更好地探索他们的健康信息行为,也能够更好地满足他们的需求。

网络健康信息搜寻动机。Palsdottir 调查统计发现,老年人收集健康信息的频率较高,主要原因在于老年群体更需要利用健康信息维护个人健康,以保持良好的生活状态[③]。互联网上信息资源较为丰富全面,且具有免费的特点,同时因互联网的匿名性特点,可以让用户某种程度上免除暴露隐私的烦恼,促使老年人如今也利用互联网查询自己需要的健康信息。激发老年患者利用网络进行搜寻健康信息的原因较多,可能有不满足于医生提供的信息,认为其不够全面、细致;有的老年人因为医院医生健康咨询时间有限,无法全面了解自己的治疗方案和信息,或者对医生所开的处方

---

① 徐孝婷,赵宇翔,朱庆华.在线健康社区老年用户健康信息需求实证研究[J].图书情报工作,2019,63(10):87—96.

② 钱宇星,周华阳,周利琴等.老年在线社区用户健康信息需求挖掘研究[J].现代情报,2019,39(6):59—69.

③ Palsdottir A. Opportunistic discovery of information by elderly Icelanders and their relatives[J]. Information Research, 2011, 16(3):38—61.

及药物有不明确的地方,他们也会使用互联网去搜寻更全面的相关材料;也存在部分老年人对医生的诊断不太信任的情况等,研究显示,确诊后的癌症患者网络信息搜寻行为比未被确诊前的概率增加了 50%[1];部分老年慢性病患者,可能因为经济问题而尝试自行解决护理问题,也会在互联网上搜寻相关医疗保健信息或者是其他病友的日常护理信息[2];也有老年人会在互联网上查找全面的健康信息,并根据他掌握的信息和自己的健康素养,建立自己的医疗保健标准,对医生的诊断结果进行评判,看是否适合自己的情况[3]。研究还发现,与健康老人相比,患病的老年人使用互联网搜寻健康信息的可能性要大一下,而没有专业医疗健康信息源,如无法从专业医护人员那里获取信息的老年人使用互联网搜寻健康信息的几率更高[4]。

获取途径。人们利用互联网搜寻医疗健康信息的原因在于其资源信息丰富多样、随时随地可以访问的便捷性以及互联网上交互的随意性等。老年人利用互联网搜寻健康信息的行为主要有三种方式,一是利用百度等搜索引擎的方式,这种方式是最直接的行为,尤其是初期搜寻健康信息会经常使用;二是利用专业健康网站

---

[1]　Flynn K E, Smith M A, Freese J. When do older adults turn to the internet for health information? Findings from the Wisconsin Longitudinal study[J]. Journal of General Internal Medicine, 2010, 21(12):1295—1301.

[2]　Eriksson-Backa K. Access to health information: perceptions of barriers among elderly in a language minority[J]. Information Research, 2001, 13(4):556—563.

[3]　Manafo E H, Wong S. Exploring older adults' health informationseeking behaviors[J]. Journal of Nutrition Education and Behavior, 2012, 44(1):85—89.

[4]　Campbell R J, Nolfi D A. Teaching elderly adults to use the internet to access health care information: Before-after study[J]. Journal of Medical Internet Research, 2005, 7(2):e19.

或者在线医生网站,这类网站上的健康信息内容相对比较专业,且广告诱导因素较少;三是通过社交网站和社交软件查询,或在与亲朋好友的交流中获得相关健康信息。老年人在互联网搜索的健康信息内容主要是与医生、医院、营养、处方药相关的信息[①],也包含一些疾病症状、预防和治疗方案等信息[②],在非疾病相关的信息浏览过程中,老年人比较关注健身、保健、中医以及现代医学进展等方面的信息[③]。已有老年人利用在线健康社区搜寻健康信息的相关研究,Litchman 等发现老年人可以通过糖尿病社区(DOC)获取与糖尿病相关的信息,同时可以得到病友及同伴的相互支持,通过得到的糖尿病相关知识以及伙伴的情感支持,参与社区的老年人感觉有信心能更好地照顾自己。而他们从糖尿病社区获取的信息与从医护人员所得的健康信息和支持是有差异的,而两者恰好可以互补[④]。因而,在线健康社区可以赋权给参与的用户,使他们更具有自我健康管理的积极性,对自己进行慢性病管理更有信心[⑤]。当然,通常使用互联网检索健康信息的老年人年纪相对较小,受教

---

① Taha J, Sharit J, Czaja S. Use of and satisfaction with sources of health information among older internet users and nonusers[J]. The Gerontologist, 2009, 49(5): 663—673.

② Medlock S, Eslami S, Askari M, et al. Health information-seeking behavior of seniors who use the internet: A survey[J]. Journal of Medical Internet Research, 2015, 17(1):e10.

③ Campbell R. Older women and the internet[J]. Journal of Women & Aging, 2004, 16(1—2):161—174.

④ Litchman M L, Rothwell E, Edelman L S. The diabetes online community: Older adults supporting self-care through peer health[J]. Patient Education and Counseling, 2017(8):518—523.

⑤ Van Uden-Kraan C F, Drossaert C H C, Taal E, et al. Empowering processes and outcomes of participation in online support groups for patients with breast cancer, Arthritis, or Fibromyalgia[J]. Qualitative Health Research, 2008, 18(3):405—417.

育程度较高,并且身体健康状况相对良好①。

　　(2) 老年人网络健康信息搜索行为影响因素

　　作为"信息移民"的老年人,在对待互联网、信息技术的态度和行为方面与年轻人有许多不同,其健康信息搜寻行为也受到许多方面的影响。因为老年人健康信息的认知水平受到个人对信息技术的接受程度及个人知识水平的影响②,与其健康信息搜索行为相关的影响因素主要有:个人基本因素、信息素养水平、网络信息因素、社会因素等。

　　个人基本因素。个人基本因素对老年人网络健康信息搜寻行为的影响主要是从内在进行,也是决定老年人搜寻动机的根本因素。包括健康意识、性格特征、认知能力、知识水平、健康状况等。意识观念是决定一个人行为的主导因素,朱姝蓓等③采用扎根分析法梳理了老年用户在健康信息搜索活动的影响因素,指出健康意识同样对其健康信息搜索行为产生影响,健康意识较弱时,老年人通过网络搜索健康信息的动机几乎为零,而对健康内涵的理解会影响老年人的行为。

　　老年人性格特征也会对其网络健康信息行为产生较大的影响。不同性格特征的老年人对于互联网、信息技术和网络信息行为的接受度是不同的,开朗外向、生活比较积极的老年人一般接受

　　① Gilleard C, Higgs P. Internet use and the digital divide in the English longitudinal study of ageing[J]. European Journal of Ageing, 2008, 5(3):233—239.

　　② Campbell R J, Nolfi D A. Teaching elderly adults to use the internet to access health care information: Before-after study[J]. Journal of Medical Internet Research, 2005, 7(2):e19.

　　③ 朱姝蓓,邓小昭.老年人网络健康信息查寻行为影响因素研究[J].图书情报工作,2015,59(5):60—67+93.

度较高,愿意通过主动学习来提升自己的信息技术水平,并且乐于接受新鲜事物,这类老年人一般会更容易尝试利用多种方式去获取健康信息,并且更能接受网络医疗健康信息服务;而性格内向的老年人则较为保守,对网络信息资源信任度不高,且往往对互联网存在排斥心理,他们则更倾向于使用纸质媒体进行健康信息搜寻①。也存在一些感知自己比较焦虑或情绪的不稳定的老年人,他们会到网上寻求医生接受心理疏导或与其他病友交流以缓解自己的不良情绪。老年人的健康知识储备情况也会影响老年人的网络健康信息行为,如果健康素养较低,不能弄清许多专业术语的含义,这种情况下与专业医护人员交流,会让老年人感觉难以理解医护人员的意思,而使其产生自卑感,这也是许多老年人从医院回来后去互联网搜寻健康信息的原因之一;Stronge② 则发现,医疗专业知识储备较高及网络信息技术较强的老年人在网络信息检索的过程中,能够选择更有效的检索方式和精准的检索词,也更容易找到自己需要的信息。再者,健康状况对老年人网络健康信息行为也会产生较大的影响,一般而言,身患重病的老年人更愿意寻求医生的帮助而非上网查寻健康信息,使用互联网检索相关信息的老年人,患有诸如高血压、糖尿病等慢性疾病者居多。

信息素养水平。影响老年人网络健康信息搜寻行为的因素还有其信息素养水平的高低。信息素养主要指利用信息技术解决问

---

① Campbell R J, Nolfi D A. Teaching elderly adults to use the internet to access health care information: Before-after Study[J]. Journal of Medical Internet Research, 2005, 7(2):e19.

② Stronge A J, Rogers W A, Fisk A D. Web-based information search and retrieval: effects of strategy use and age on search success[J]. Human Factors, 2006, 48(3):434—446.

题的能力,而老年人的信息素养主要包括信息的查询和运用能力①,在健康领域主要指医疗专业知识、计算机技能、信息检索和运用能力等。如果老年人的信息素养能力低下,也会对网络健康信息的搜寻产生负面影响。信息检索能力较低的老年人可能更多利用搜索引擎或是网页链接等操作简单的搜寻方式,但存在利用搜索引擎检索信息时,因为不理解检索规则,经常出现检索词不规范、语义不匹配等而导致搜索失败的现象,或者是检索出的内容与检索者的期望相差较多的现象,检索效率较低②,不利于进一步的健康信息利用。同时 Baker 等人通过对不同年龄段的老年人阅读能力进行对比,发现随着年龄的增长,老年人的阅读能力有下降的趋势③,阅读能力的降低不利于老年人对检索到健康信息进行全面的理解和应用。

网络信息因素。互联网作为一种新型媒体,与图书、报刊等传统媒介相比具有许多优点,具有便捷性、易获取、内容丰富、形式多样等特点,这是老年人利用互联网搜寻健康信息的主要原因④。但作为新型媒介的互联网也有许多不利于老年人信息检索的缺点,网络健康信息的过于繁杂会给老年人的信息理解和利用带来

---

① 俞平,李小平.提高老年人群信息素养 积极应对人口老龄化[J].继续教育研究,2012(02):78—80.

② Stronge A J, Rogers W A, Fisk A D. Web-based information search and retrieval: effects of strategy use and age on search success[J]. Human Factors, 2006, 48(3):434—446.

③ Baker D W, Gazmararian J A, Sudano J, et al. The association between age and health literacy among elderly persons[J]. Journals of Gerontology, 2000, 55(6): 368—374.

④ 朱姝蓓,邓小昭.老年人网络健康信息查寻行为影响因素研究[J].图书情报工作,2015,59(05):60—67+93.

不利,而且网站质量及信息提供商的服务方式和质量的差异也会对检索效果带来极大的影响。

目前,网络信息相关企业和机构的服务对象仍以中、青年用户为主,老年用户群体虽然已经引起了相关服务提供商的关注,但现有提供服务和产品的机构和组织还未能针对老年群体的特点进行相应的设计和应用。很少有针对老年用户的需求和特点去开发和设计的产品。因而,即使了解到老年用户是健康信息和服务的主要使用群体,但仍存在健康网站或在线健康社区的交互界面对老年用户不太友好的现象。Czaja 等人认为现有健康信息网站的界面没有关注老年用户的生理特征、认知能力和使用体验进行设计[①],存在网站页面字体较小、网页链接有误、界面设计复杂等现象,不利于老年人使用。老年人视力衰退,较小字体难以辨认;较多的网页链接和广告链接会影响老年人辨认正确的信息;页面繁复或浏览器中组件外观形似,也会给老年人的操作带来许多困难。

社会因素。老年人网络健康信息搜寻行为还会受到社会因素的影响,社会因素属于外部因素,主要指老年人所处的医疗环境、感知到的社会支持以及社会风气三个方面的影响。目前,我国医疗资源紧张、分布不均衡的问题普遍存在,而医疗费用的不断上涨也导致了医疗环境紧张加剧,医疗资源与老年人的医疗健康需求之间的供求不平衡,是驱动老年人利用互联网搜索医疗健康信息和服务的原因之一,而在线健康信息的搜寻和在线医疗在一定程

---

① Czaja S J, Sharit J, Lee C C, et al. Factors influencing use of an e-health website in a community sample of older adults[J]. J Am Med Inform Assoc, 2013, 20(2): 277—284.

度上可以缓解老年人的"看病难、看病贵"的问题[①]。与国内相比，国外的医疗环境没有国内这样紧张，医疗制度相对较为完善，这种情况下，老年人受医疗环境的影响程度较小。老年人感知到的社会支持在国内主要表现在其亲人、朋友等以及社会上的机构和组织对其使用互联网进行健康信息查寻时提供的帮助和支持上。我国传统上"养儿防老"的思想，认为老年人在晚年应接受儿女的照顾，自己只需要享受生活，这些传统意识导致部分老年人在使用互联网时可能不会获得儿女的支持，在这种情况下，老年人的网络健康信息行为会受到负面影响。社会风气也是影响老年人健康信息行为的因素之一，当智能手机的使用在老年人的生活中已然常见，利用网络沟通、交流已经成为日常生活时，网络健康信息行为也就会被人们所接受。而我国政府"互联网＋"政策的实施，从社会风气和舆论引导上，也会逐渐让老年人在网络健康信息行为上得到有效的社会支持。

（3）用户视角下老年人网络健康信息搜索行为研究

从老年人认知角度和其所处的情境视角等方面进行研究是目前用户信息行为研究关注的热点。

从**认知**角度看，目前用户信息行为已经从关注个体主义认知，关注个人的行为特征向关注信息搜寻情境中的工作任务、用户、用户群体行为，以及三者与其他相关因素之间关系的整体主义认知转变[②]，研究视角更加全面，能从多个角度反映老年用户的网络信

① 朱姝蓓，邓小昭.老年人网络健康信息查寻行为影响因素研究[J].图书情报工作，2015，59(5)：60—67+93.

② Huang M, Hansen D, Xie B. Older adults' online health information seeking behavior[C]//Iconference. ACM, 2012：338—345.

息行为。Joseph Sharit 从老年人的知识结构、认知能力和检索任务复杂性三者之间的关系对老年人的网络信息检索行为进行了分析,结果发现知识结构、认知能力对老年人具有信息检索行为有不同程度的影响,老年人具备的网络知识水平对于一些简单的检索问题影响较大①。

从**情境角度**来看,目前老年人信息搜索行为取决于其生活的状态、检索环境以及检索任务等因素②。

生活的状态。老年人日常生活的状态一般可分为三种,分别是健康状态、患病状态以及自己健康需要照顾患病伴侣。不同状态的老年人在进行健康信息搜索时关注的主题并不相同。根据 Palsdottir 的研究,处在健康状态的老年人,他们比较关注政府政策、健康信息、财政信息以及家庭和亲友等信息③,当然现在许多健康老人也会关注一些慢性病的预防信息;而患有疾病的老年人则会针对自己的病症,了解相关内容和知识;需要看护患病伴侣的老年人,其健康信息需求倾向于伴侣的疾病急救、保健、护理等相关信息④。

用户所处的检索环境可根据检索信息的内容区分为日常生活

---

① Xie B. Improving older adults' e-health literacy through computer training using NIH online resources[J]. Library & Information Science Research, 2012, 34(1): 63—71.

② 张爱霞,张新民,罗卫东.信息查寻与信息检索的整合研究——对 IR&S 集成研究框架的评述[J]. 图书情报工作,2007(10):10—12+55.

③ Pálsdóttir A. Elderly peoples' information behaviour: Accepting support from relatives: libri[J]. Libri, 2012, 62(2):135—144.

④ Torp S, Hanson E, Hauge S, et al. A pilot study of how information and communication technology may contribute to health promotion among elderly spousal carers in Norway[J]. Heart Lung & Circulation, 2010, 16(1):75—85.

环境、医疗健康以及特定任务情境等。Raimonemel 等总结了日常生活环境中老年人的信息需求情况，主要是家务活动、健康生活、认知任务和人际互动，并分别对如何满足这几种需求做了分析，进一步明确老年人搜索相关信息的渠道和方法①。检索任务情境可以分为简单/复杂任务或者定义明确/不明确任务，这两种任务情境下，老年人的检索行为各有不同②。Joseph S 认为老年人进行简单检索和复杂检索任务时，采取的检索方法和对检索结果的认知程度差异不大，这点与年轻人完全不同，可能原因在于老年人的检索技能还是相对较低③；而 Jessie C 在分析老年人在定义明确/不明确的检索任务情境中，认为老年用户采用的检索策略是不同的，定义明确的任务中多采取自下而上的策略，而定义不明确的任务则采用相反的知识驱动策略④，同样这些策略的实施是与老年人的检索能力和经验息息相关。

吴丹等利用用户受控实验法和问卷调查法研究了老年人网络健康信息搜索过程，对不同行为模式和不同情境下老年人信息检索行为进行了比较。行为模式中，主要从检索过程的时间分布、高频检索行为模式、检索失败行为三方面总结了老年人网络健康信

①　Niemelä R, Huotari M L, Kortelainen T. Enactment and use of information and the media among older adults[J]. Library & Information Science Research，2012，34(3):212—219.

②　Hanson，Vicki L. Influencing technology adoption by older adults[J]. Interacting with Computers，2010，22(6):502—509.

③　Sharit J, Czaja S J, Pirolli P. Investigating the roles of knowledge and cognitive abilities in older adult information seeking on the web[J]. ACM Transactions on Computer-Human Interaction(TOCHI)，2008，15(1):1—25.

④　Chin J, Fu W T, Kannampallil T. Adaptive information search: age-dependent interactions between cognitive profiles and strategies[C]//Sigchi Conference on Human Factors in Computing Systems. ACM，2009:1683—1692.

息检索的行为模式和特点,情境主要涉及到任务情境、认知、情感等不同情境,分别对老年人的信息利用进行了比较,得出首页/重选网页模式、跟随链接模式、重构检索式模式是老年人网络健康信息搜索中常见的行为模式,且老年人倾向采用浏览相关行为模式。研究还发现,老年人网络搜索经验缺乏和认知能力减退,对搜索引擎有一定的依赖性;老年人网络信息检索行为主要与老年人的教育程度以及对网络熟悉程度相关,而老年人的个人特征,如年龄、健康状况等对其影响不大。吴丹根据研究结果构建了老年人网络健康信息查询行为模型图(图 1-3)[①]。

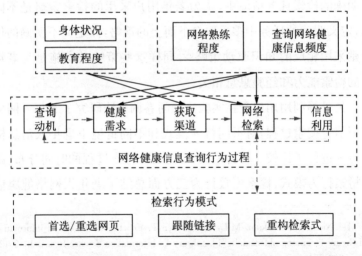

图 1-3 老年人网络健康信息查询行为模型图("→"表影响作用)

1.5.3 研究述评

在线健康社区的兴起,极大地改变了公众的健康信息行为,目

---

① 吴丹.老年人网络健康信息查询行为研究[M].武汉:武汉大学出版社,2017.

前国内外关于在线健康社区的研究已经取得了丰硕的成果,形成了较为完善的理论体系。然而从目前的研究来看,还存在一些不足,主要在于:

(1)从在线健康社区研究关注的对象群体来看,主要关注青少年和中年人群体,尤其是国内研究,主要关注青少年群体或者大学生群体,这主要是考虑了研究群体的方便性和可及性,而这两个群体事实上对健康信息和服务的关注相对较少。目前研究缺乏对老年人、妇女以及少数民族等弱势群体的关注,老年用户作为最需要满足其健康信息需求的群体,更应该针对其进行系统分析和比较研究。

(2)从在线健康社区相关研究内容来看,目前在线健康社区研究主要集中在在线健康的社会价值、用户信息行为研究等方面,也有部分研究针对在线健康社区信息质量的评价、从信任在线医生的角度探讨患者的择医行为,然而有关在线健康社区的建设与运营管理、隐私作用机制与安全保护等信任机制方面的研究还不够深入,而对这些内容的系统探索,才能更好地推动在线健康社区在实践上的可持续发展。

(3)我国老龄程度的不断增强也使老年人网络健康信息搜索行为的研究逐渐成为研究热点。国内现有研究集中在对国外老年人网络健康信息搜索行为介绍、国内老年人获取健康信息的影响因素上。已有学者利用实验法开始探索老年人网络健康信息搜索的过程,有关老年人网络健康信息搜索行为的研究正在不断的深入。然而现有研究主题及研究内容与我国目前正在实施的"互联网＋医疗健康"服务新模式、新业态的蓬勃发展以及国家正在推动的老龄产业发展的状态还不能完全匹配,对老年人健康信息行为的研究还需要从理论和实践上更进一步深入,以适应我国积极应对人口老龄化,构建良好的社会环境,推进医养结合,加快老龄事业发展的政策要求。

（4）医疗健康服务供需双方之间的信任是保障服务质量的重要因素,老年人因为生理和认知因素会对使用在线健康社区信息和服务产生犹豫和不信任,然而从信任角度对用户在线健康社区信息行为的研究相对较少,研究中一般将信任作为用户在线健康社区采纳行为的一个影响变量因素,很少分析信任产生的原因以及如何建立用户信任。因此,从信任视角对老年用户在线健康社区使用意愿进行分析和归纳,研究信任如何影响老年用户使用在线健康社区的行为,探寻影响老年用户在线健康社区信任的因素是什么,总结出提升老年用户在线健康社区信任的策略,可以吸引老年人进一步采用在线健康社区提供的健康信息和医疗服务,也为进一步实现老年人自我健康管理、推动"互联网＋养老"提供思路和发展方向。

1.6　研究方法

（1）文献分析法

通过对大量中外文文献进行调研,跟踪国内外在线健康社区研究和老年人在线健康信息搜寻行为等相关领域的最新动态,开展文献综述以及课题的框架设计,并在此基础上对研究问题做出准确界定。

（2）访谈法和问卷调查

目前有关老年用户在线健康社区使用意愿的相关研究较少,

为此笔者通过对老年人进行深度访谈,获取老年用户使用在线健康社区的影响因素,构建了理论模型,而在对模型进行验证时利用问卷调查方法获取数据,在文献回顾的基础上,形成初始量表,通过小规模前测来检验量表的信度和效度,并据此修正量表,进行正式调研。

(3)扎根分析法

是一种定性分析方法,通过对深度访谈所收集到的数据,利用编码分析提炼出老年用户在线健康社区使用意愿主要影响因素。在数据分析过程中,注重信息的丰富程度而并非受访者数量的多少,在开放编码的基础上,将数据概念化、范畴化,最后形成概念模型。

(4)结构方程模型

笔者采用结构方程模型建构老年用户在线健康社区使用意愿模型,并在问卷调查所获取数据的基础上,对所提出的理论研究模型进行了检验和验证。结构方程模型属于多变量的统计分析方法,整合了因素分析和路径分析两种统计技术,可以用于评价和比较不同的模型。

(5)案例分析法

案例研究方法是社会科学研究中一种定性研究方法,适用于解决"How"和"Why"的过程类的研究问题,可应用于理论构建或者用于理论验证。通过选取国、内外成熟的四个在线健康社区平台,对老年用户在线健康社区信任功能框架进行验证。

1.7 研究内容与技术路线

本书通过文献调研、半结构化访谈和扎根理论等方法,梳理出老年用户在线健康社区使用意愿影响因素,根据分析结果,结合信任理论、技术接受模型和信息系统成功模型等理论,在分析老年用户在线健康社区信任危机的基础上,构建了在线健康社区老年用户使用意愿模型,并对该模型中各变量因素进行了假设和验证。结合信任理论,提出了在线健康社区平台信任机制设计框架,并对现有在线健康社区平台的信任机制建立的实际情况进行对比分析,为在线健康社区平台供应商提升老年用户信任提出建议和意见。全书共六章。

第一章绪言,介绍研究背景、研究意义,定义了老年用户、在线健康社区和在线健康社区使用意愿,提出了本书的研究问题,对国内外在线健康社区和老年用户在线健康信息搜寻行为研究现状进行了详细综述,明确本书的研究内容,给出了技术路线。

第二章为本研究的基础理论。阐释了构建本研究概念模型的相关理论,如信任理论、理性行为理论、计划行为理论、技术接受理论和信息系统成功模型等,为后续研究提供了理论支持。

第三章主要是识别和分析老年用户在线健康社区使用意愿的影响因素。主要采用了扎根分析的方法,基本步骤为:编制访谈提纲,对30位在线健康社区用户进行深入访谈,采用开放式编码、主轴编码和选择式编码三段式编码方式对访谈结果进行分析,开发出主范畴,最终找出老年用户在线健康社区使用意愿的各影响因素,理清了各变量之间的关系。

第四章从老年用户在线健康社区信任危机出发,以扎根理论梳理出的影响因素为基础,以信任理论、技术接受模型、信息系统成功模型为基础,构建了在线健康社区老年用户使用意愿影响因素模型,并对模型进行实证分析。根据研究假设构建了模型变量

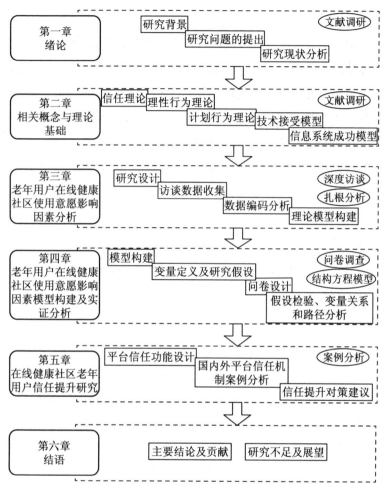

图1-4　技术路线图

及模型变量关系路径；然后对模型进行实证分析，对感知有用性、感知易用性、平台质量、在线医生能力、在线医生诚实、在线医生善良、信息质量、服务质量和信任的操作性测量问项进行了设计；进行调查问卷的设计并实施问卷调查，利用结构方程模型进行假设检验,分析检验结果。

第五章主要研究在线健康社区老年用户信任提升。以第四章研究结论为基础;从交互界面、信息公开、质量保障措施及制度机制建设四个方面进行在线健康社区平台信任功能的设计,用国内外四个成熟的在线健康社区对该功能框架进行验证,同时进行国内外在线健康社区信任功能建设的对比。结果显示,该框架基本符合目前在线健康社区建设现状,四方面建构的因素得到了证明,然而目前国内在线健康社区平台对老年用户的适用性还有提升的空间,最后根据分析结果从平台提供商、在线医生和老年用户自身提出了适用于老年用户的信任提升策略。

第六章是结论,主要归纳了全书的主要结论和研究贡献,阐释本研究存在的不足,并对后续研究进行了展望。

1.8 本书的创新点

(1) 以往关于在线健康社区用户信息行为的研究主要集中在青年人,可能原因在于研究对象的可及性。然而在我国老龄化进程日趋严重的当今社会,老年人才是健康信息和服务的主要服务对象。与青年用户相比,老年用户在对待健康信息和服务上存在着生理、心理上的差异,因而,以往文献成果并不能应用在老年用户上。本书以老年用户为研究对象,针对老年用户的生理、心理特征分析老年用户使用在线健康社区的各种影响因素,建构了影响因素模型,分析了变量之间的相互关系,为在线健康社区平台供应商如何有效吸引老年用户,提高在线健康社区平台效益提供思路。

(2) 本书分析了老年用户在线健康社区信任危机,提出了针对老年用户的在线健康社区平台信任功能框架，主要从交互界面、信息公开、质量保障措施和制度机制设计四个方面进行信任提升设计，并以国内外目前代表性的四个在线健康社区平台对其进行了验证，对比分析国内外平台在信任功能设计的差异，能帮助在线健康社区平台更好地进行信任机制的设计，提升老年用户的信任度，进而更积极地参与在线健康社区的使用。

第二章　理论基础

本章主要对研究中概念模型构建所需要的相关理论进行论述。

2.1　信任理论

信任是人们交往、合作、交易等社会活动的基础,是简化复杂性的机制之一,也是社会经济秩序形成的核心元素①。在网络空间同样如此,如果缺乏对网络安全体系的信任,会导致网络人际交往和交易发展的困难。研究表明,信任是用户使用在线信息服务的关键因素②,信任问题也是在线社区发展中的一个关键性问题③,在线社区里信任的建立不仅可以改善网络交互的环境,也可以更好地增强在线社区的凝聚力和社区成员的忠诚度,提高成员交互的效率,降低网络成本,促进在线社区的进一步发展。

---

① Luhmann N. Trust and power[M]. Chichester: John Wiley & Sons, 1979.

② 张帅,王文韬,李晶等.国外用户在线健康信息行为研究进展[J].图书馆论坛,2018,38(9):138—147.

③ Leimeister J M, Sidiras P, Krcmar H. Success factors of virtual communities from the perspective of members and operators: An empirical study[C]//Proceedings of the 37th Hawaii International Conference on System Sciences (HICSS). Hawaii, 2004.

2.1.1 信任的内涵

文献中存在多种信任定义,原因在于信任是一个包含认知、情感和行为维度的多方面概念[①]。信任已在许多学科中得到了广泛的研究,不同学科领域和研究主题对信任的定义各有不同。

美国心理学家 Deutsch 是从**心理学**角度研究信任的较早的学者,主要从微观角度阐释对信任的理解。他通过"囚徒实验"得出信任是个体因外界情境刺激而产生的心理和行为[②],个体会根据自身对事件预期发生的概率做出相应行为,也明确预期未实现会给自己带来的后果[③]。信任是在人与人的交往过程中形成的,根据交往中对他人可信度的感知可将信任定义为认知型信任(Cognitive Trust),以情感为基础的则定义为情感型信任(Emotional Trust)[④]。王绍光等认为信任度产生于个体经历,有过上当和受骗经历的人,对其他人的信任度往往比较低[⑤]。

社会学角度将信任作为社会秩序与社会控制的机制,主要指发生在社会组织与组织之间、个人与群体之间的社会信任[⑥]。Coleman 认为信任是个体在风险中通过理性计算,进而追求最大

---

① Lewis J D, Weigert A. Trust as a social reality[J]. Social Forces,1985,63(4):967—985.

② Deutsch M. Trust and suspicion[J]. The Journal of conflict resolution,1958(2):265—279.

③ 洪名勇,钱龙.多学科视角下的信任及信任机制研究[J].江西社会科学,2013,33(1):190—194.

④ Lewis J D A. Weigert. Trust as a social reality[J]. Social Forces,1985,63(4):967—985.

⑤ 王绍光,刘欣.信任的基础:一种理性的解释[J].社会学研究,2002(2):23—47.

⑥ 朱虹.信任:心理、社会与文化的三重视角[J].社会科学,2009(11):64—70+189.

利益的行为,也是委托人、代理人不断博弈的理性结果。而 Coleman 认为信任是"社会资本"①,可以给信任方、被信任方双方带来利益。社会学对信任的研究不仅强调了信任与个人特性相关的个体主义视角,更重要的是认为信任也会受到外部客观环境的影响。

管理学角度的信任常被看作组织之间或组织与个体间相互依赖的现象,用来减少不确定性、降低交易成本,从而提高顾客的满意度②。Mayer 等认为信任是一方愿意承担因另一方行为带来风险的意愿,此观点成为信任研究的基础③;Hwang 等认为信任使个人与其他人或组织之间进行合作成为可能④,Shankar 认为信任是个体认为他人或组织能够有能力完成某种行为的预见,而在完成过程中是充满善意的,具有诚实的态度⑤。

经济学角度的信任是基于"经济人"的假设定义,交易双方的多次合作要以信任为基础,一旦其中一方失信,则会受到相应的惩戒,并受到道德规范的约束⑥。可以将经济学上的信任看作系统性信任或者制度信任,当违反制度或打破系统平衡,则信任关系失

---

① Coleman C, James S. Foundations of social theory[M]. Cambridge, Mass: Harvard University Press, 1990:300—307.

② Uzzi B. Social structure and competition in interfirm networks: The paradox of embeddedness[J]. Administrative Science Quarterly, 1997, 42:35—67.

③ Mayer R C, Davis J H, Schoorman F D. An integration model of organizational[J]. Academy of Management Review, 1995, 20(3):709—734.

④ Hwang P, Burgers W P. Properties of trust: An analytical view[J]. Organizational Behavior & Human Decision Processes, 1997, 69(1):67—73.

⑤ Shankar V, Urban G L, Sultan F. Online trust: A stakeholder perspective, concepts, implications, and future directions[J]. Journal of Strategic Information Systems, 2002, 11(3—4):325—344.

⑥ 张仙峰.网络欺诈与信任机制——交易链面向网上消费者的信任机制研究[M].北京:经济管理出版社,2007.

效,而违反信任的一方很难重新建构平衡的信任的体系,会导致市场上交易失败①。

市场营销角度的信任集中在交易双方关系上,被定义为消费者愿意信赖交易伙伴供应商,他们之间的信任在建立和维持买卖双方长期关系中起着至关重要的作用②。两者在建立信任关系时,主要取决于供应商所展现出来的能力、善意,以及交易出现问题时,供应商解决问题的方式等③。

信息系统及电子商务角度的信任主要关注网上消费的研究。Singh 等将信任定义为消费者对在线服务提供者及其信守承诺可能性的期待④;Tammy 等认为信任是消费者对购物平台保护自己信息与交易安全能力和意向的信心度⑤。Gefen 从如何形成消费者信任提出信任是基于供应商的能力、诚实和善意而依从于对方的意愿⑥。

综上所述,可以看出信任具有四个特征:

(1)信任关系中存在施信方和受信方,这两方的构成可以是

---

① 洪名勇,钱龙.多学科视角下的信任及信任机制研究[J].江西社会科学,2013,33(1):190—194.

② Moorman C, Zaltman G, Deshpande R. Relationships between providers and users of market research: The dynamics of trust within and between organizations[J]. Journal of Marketing Research, 1992, 29(3):314—328.

③ Sirdeshmukh D, Sabol S B. Consumer trust, value, and loyalty in relational exchanges[J]. Journal of Marketing, 2002, 66(1):15—37.

④ Singh J, Sirdeshmukh D. Agency and trust mechanisms in relational exchanges[J]. Journal of the Academy of Marketing Science, 2000, 28(1):150—167.

⑤ Tammy B, Marcus O, Joseph C. U. An experimental evaluation of the effects of internet and external e-assurance on initial trust formation in B2C e-commerce[J]. International Journal of Accounting Information Systems. 2009, 10(3):152—170.

⑥ Gefen D. E-commerce: the role of familiarity and trust[J]. Omega, 2000, 28(6):725—737.

个人、组织、产品等，信任的发展根据受信方的能力以及施信方对受信方的信任程度决定；

（2）信任包含风险，信任只有在存在风险和不确定性的环境中才存在和发展，施信方是在风险状态下对受信方的意图和行为的积极期望、进而接受的状态；

（3）信任会产生一些积极行为，行为的形式取决于环境；

（4）信任是主观心理状态，根据个人素质及其所处的环境不同而各不相同，不同的人在不同的形势下会对不同的受信方产生不同的信任度。

2.1.2　在线信任

在线信任是用户在依托网络空间的虚拟情境下产生的一种信赖状态，与现实生活中的离线信任在许多方面有所不同。在线信任与离线信任的特征相似，但也存在一些区别[①]：在线信任中，施信方通常为用户或消费者，而受信方则为在网络平台提供信息或服务的商家或用户，互联网技术也可当作受信方；当商家的行为因为网络环境的复杂性、匿名性等特征无法预测时，会给施信方带来风险，例如个人信息未授权被滥用，或遭到经济损失以及隐私权无法得到保护等[②]；施信方在线信任引发的行为是浏览网站、购买产品或服务、形成平台或品牌忠诚度等，在施信方采取行为之前，会

---

①　Kaluscha E A. An overview of online trust：Antecedents, consequences, and implications[J]. Computers in Human Behavior，2005，21(2)：105—125.

②　Friedman B，Kahn P H，Howe D C. Trust online[J]. Communications of the ACM，2000，43(12)：34—40.

计算风险和收益之间的差距。在线信任本质上也是主观问题,每个人对待在线信任的态度与其看待技术和设备的态度一样是不同的。

在线信任主要研究信任前因(信任影响因素)、在线信任产生的行为后果以及它们之间的关系。现有实证研究可以归纳出在线信任与前因和后果之间的因果关系(如图 2-1)。

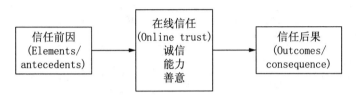

图 2-1 在线信任研究的模型

(1)在线信任前因

明确在线信任的前因可以确定对在线信任的影响程度,才能针对性地提升用户的在线信任。笔者梳理了相关文献,总结了 10 个在线信任前因(详见表 2-1)。

表 2-1 在线信任前因要素

变 量	概 念	与在线信任的关系
disposition to trust(信任倾向)	因生活经验,性格类型和文化背景,容易信任他人(Fukuyama①)。	当消费者没有与网站进行互动而对网站缺乏足够的了解和认识时,信任倾向被证明是形成在线信任的一个因素(Gefen②)。

① Fukuyama F. Trust:The social virtues and the creation of prosperity[M]. New York:The Free Press, 1995.

② Gefen D. E-commerce:the role of familiarity and trust[J]. Omega, 2000, 28(6):725—737.

续表

变　量	概　念	与在线信任的关系
Perceived risk（感知风险）	消费者感受到的在线交易潜在的不确定负面结果（Kim, et al①）。	信任的产生的前提必须存在感知风险，而信任可以减轻不确定性和风险（Corbitt, et al②）。
Perceived security（感知安全）	消费者可以感受到自身的隐私或相关法律要求的安全可以通过技术保证来满足（Casalo, et al③）。	当网站提供安全机制或提供保护个人信息的保护措施时，将增强消费者对网站可信度的信心（Bart, et al④）。
Perceived privacy（感知隐私）	消费者感受到个人数据能得到法律上的保障和有效管理（Casalo, et al）。	如果在网站上共享个人信息时确保隐私安全，则在线信任会增强（Bart, et al）。
Perceived reputation（感知声誉）	消费者对商家是否诚实，对客户的关注以及商家是否能够履行承诺的感知（Doney, et al⑤）。	一个信誉良好的网站可以通过履行对消费者的承诺来赢得消费者的信任（Casalo, et al）。
Perceived usefulness（感知有用性）	消费者相信商家使用信息技术促进交易过程实现的程度（Davis⑥）。	如果消费者认为使用网站可以提供实用技术和程序，则该网站可以被信任（Pavlou⑦）。

①　Kim D J, Ferrin D L, Rao H R. A trust-based consumer decision-making model in electronic commerce：The role of trust, perceived risk, and their antecedents [J]. Decision Support Systems, 2008, 44(2)：544—564.

②　Corbitt B J, Thanasankit T, Yi H. Trust and e-commerce：a study of consumer perceptions[J]. Electronic Commerce Research and Applications, 2003, 2(3)：203—215.

③　Casalo L V, Flavian C. The role of security, privacy, usability and reputation in the development of online banking[J]. Online Information Review, 2007, 31(5)：583—603.

④　Bart Y, Venkatesh S, Fareena S, et al. Are the drivers and role of online trust the same for all Web sites and consumers? A large-scale exploratory empirical study[J]. Journal of Marketing, 2005, 69(4)：133—152.

⑤　Doney P M, Cannon J P. An examination of the nature of trust in buyer-seller relationships[J]. Journal of Marketing, 1997, 61(2)：35—51.

⑥　Davis F D. Perceived usefulness, perceived ease of use, and user acceptance of information technology[J]. MIS Quarterly, 1989, 13(3)：319—340.

⑦　Pavlou P A. Institution-based trust in interorganizational exchange relationships：the role of online B2B marketplaces on trust formation[J]. Journal of Strategic Information Systems, 2002, 11(3—4)：215—243.

变 量	概 念	与在线信任的关系
Perceived system quality （感知系统质量）	消费者感受到系统的可靠性、灵活性、可访问性和及时性等技术和功能特征的程度（Aladwani, et al①）。	如果网站易于浏览且没有错误,则表明该网站可以信任（Yoon, et al②）。
Perceived information quality （感知信息质量）	消费者感受到的系统信息内容有关,衡量网站信息的完整性、准确性、格式和价格（Aladwani, et al）。	如果网站提供的信息可靠且准确,则将增强消费者对网站的信任（Cyr③）。
Perceived service quality （感知服务质量）	消费者感知的与网站的交互质量,以及服务满足需求程度的主观评估（Parasuraman, et al④）。	网站为提供高质量服务所做的努力会让消费者产生信任,这标志着网站具有可信赖性（Brown, et al⑤）。
Design quality （网站设计质量）	网站设计视觉上应具有美感,颜色统一,具有吸引力（Garrett⑥ 2003）。	网站设计吸引用户可以展示在线供应商的能力和专业精神,会提升在线信任（Bart, et al⑦）。

---

① Aladwani A M, Palvia P C. Developing and validating an instrument for measuring user-perceived web quality[J]. Information and Management, 2002, 39(6):467—476.

② Yoon C, Sanghoon K. Developing the causal model of online store success[J]. Journal of Organizational Computing and Electronic Commerce, 2009, 19(4):265—284.

③ Cyr D. Modeling web site design across cultures: Relationships to trust, satisfaction, and E-loyalty[J]. Journal of Management Information Systems, 2008, 24(4): 47—72.

④ Parasuraman A, Zeithaml V A, Berry L. SERVQUAL: A multiple-item scale for measuring consumer perceptions of service quality[J]. Journal of Retailing, 1988, 64(1):12—40.

⑤ Brown I, Ruwanga J. B2C e-commerce success: A test and validation of a revised conceptual model[J]. Electronic Journal of Information Systems Evaluation, 2009, 12(2):129—147.

⑥ Garrett J. Elements of user experience, The user-centered design for the web and beyond[J]. Interactions, 2011, 10(5):49—51.

⑦ Bart Y, Venkatesh S, Fareena S, et al. Are the drivers and role of online trust the same for all Web sites and consumers? A large-scale exploratory empirical study[J]. Journal of Marketing, 2005, 69(4):133—152.

也有研究者从消费者对供应商信任的角度提出在线信任的要素。信任是一个多维结构，在有关信任的研究文献中提及最多的建立信任的维度为能力（competence）、善意（benevolence）和诚实（integrity）。能力是指供应商履行对消费者承诺的能力[①]；善意指供应商优先考虑消费者的利益，并表现出对消费者福利的真诚关注[②]；诚实指供应商在履行承诺时以可靠和诚实的方式行事[③]。这三个因素影响着消费者对供应商的整体信任程度。消费者对供应商的感知能力、善意和诚实受到消费者特征（信任倾向、在线购物态度、主观规范、购物经验、人口统计学特征）、供应商特征（经营年限、声誉、品牌认可度等）、网站特征（效率、功能性、隐私安全等）、消费者与网站供应商互动（热情、服务质量、消费者满意度等）等因素的影响[④]。

有关健康网站的信任前因也有学者开始了研究，如 Zhao 等认为观念选择（perspective taking）、感知同情（empathic concern）、自我效能感和网络关系密度（network density）能增强用户的认知信任和情感信任[⑤]；Harris 等通过定性分析认为健康信息网站上信任的直接影响因素是信息质量和信息的公正性（impartiality）以

① Morgan R, Hunt S. The commitment-theory of relationship marketing[J]. Journal of Marketing, 1994, 58(7):20—38.

② Mills D H. The logic and limits of trust[J]. Business & Professional Ethics Journal, 1983, 2(3):77—78.

③ Hess G R. Dimensions and levels of trust: Implications for commitment to a relationship[J]. Marketing Letters, 1997, 8(4):439—448.

④ Chen S C, Dhillon G S. Interpreting dimensions of consumer trust in E-commerce[J]. Information Technology & Management, 2003, 4(2—3):303—318.

⑤ Zhao J, Ha S, Widdows R. Building trusting relationships in online health communities[J]. Cyberpsychology, Behavior, and Social Networking, 2013, 16(9):650—657.

及个性化信息,而感知威胁会对信任产生间接影响[①],Bansal 等认为个体特征和风险信念和个人经验会影响用户的信任进而影响个人行为[②];Lovatt 等通过调研发现健康信息的专业性、相关性和用户之间的互动可以增强用户之间关系的建立[③]。因此,有关健康网站的信任前因可以将其归纳为三类:第一类为施信者自身特征,如观念选择、感知同情、自我效能感、感知风险等;第二类为受信者相关因素,如健康信息质量、平台技术、平台声誉等,而受信者既可以是人或组织,如在线医生、医院、管理团队,也可以是平台或技术本身;第三类为外部环境因素,如医疗健康环境、相关法律制度等。

（2）在线信任的后果

在线信任可以激发用户或消费者的积极行为,可以用来确定其在多大程度上影响用户或消费者使用在线平台的意图[④]。在线信任可以产生的积极影响包括提升顾客满意度、改善顾客对在线供应商的态度、产生购买意向、重复购买、使用网站平台以及形成忠诚度,详见表 2-2。

① Harris P R, Sillence E, Briggs P. Perceived threat and corroboration: Key factors that improve a predictive model of trust in internet-based health information and advice[J]. Journal of Medical Internet Research, 2011, 13(3): e51.

② Bansal G, Fatemeh Z, Gefen D. The impact of personal dispositions on information sensitivity, privacy concern and trust in disclosing health information online[J]. Decision Support Systems, 2010, 49(2): 138—150.

③ Lovatt M, Bath P A, Ellis J. Development of trust in an online breast cancer forum: A qualitative study[J]. Journal of Medical Internet Research, 2017, 19(5): e175.

④ Pavlou, A P. Consumer acceptance of electronic commerce: Integrating trust and risk with the technology acceptance model[J]. International Journal of Electronic Commerce, 2003, 7(3): 69—103.

表 2-2　在线信任后果

变　量	概　念	与在线信任的关系
Satisfaction（满意度）	消费者从之前的在线购买经验可以提升满意度（Anderson, et al①）。	一系列积极的互动表明，客户增强了对在线供应商的信任，因此获得了令人满意的购买体验(Chen②)。
Attitude(态度)	在线购物经历会使消费者对给定事物做出有利或不利的反应(Fishbein③)。	当在线供应商具有值得信赖的特征（即能力，善良，正直）时，消费者更有可能对在线供应商形成积极的态度(Teo④)。
Purchase intention（购买意向）	消费者自愿向在线供应商购买产品/服务的倾向（Kim⑤）。	对网站的较高的信任度将增加形成消费者的购买意愿，愿意接受风险的可能性(Kim)。
Repeat purchase intention（重复购买意向）	消费者多次向同一在线供应商购买产品/服务的承诺（Chiu⑥）。	使用网站所累积的经验建立在线信任，这将鼓励消费者从同一来源进行重复购买行为(Chiu)。
Intention to use website（网站使用意向）	消费者自愿使用网站的意向（Gefen, et al⑦）。	在线信任通过减少在线供应商可能采取的机会主义行为来鼓励消费者使用网站(Gefen, et al)。

---

① Anderson R E, Srinivasan S. E-satisfaction and e-loyalty: A contingency framework[J]. Psychology & Marketing, 2003, 20(2):123—138.

② Chen Y, Chou T. Exploring the continuance intentions of consumers for B2C online shopping[J]. Online Information Review, 2012, 36(1):104—125.

③ Fishbein M, Ajzen I. Belief, attitude, intention, and behavior: An introduction to theory and research[M]. MA: Addison-Wesley, 1975.

④ Teo T, Liu J. Consumer trust in e-commerce in the United States, Singapore and China[J]. Omega, 2007, 35(1):22—38.

⑤ Kim D J, Rao D. Trust and satisfaction, two stepping stones for successful E-commerce relationships: A longitudinal exploration[J]. Information Systems Research, 2009, 20(2):237—257.

⑥ Chiu C M, Hsu M H, Lai H, et al. Re-examining the influence of trust on online repeat purchase intention: The moderating role of habit and its antecedents[J]. Decision Support Systems, 2012, 53(4):835—845.

⑦ Gefen D, Straub K D W. Trust and TAM in online shopping: An integrated model[J]. MIS Quarterly, 2003, 27(1):51—90.

变　量	概　　念	与在线信任的关系
Loyalty（忠诚度）	消费者对在线供应商的态度与重复购买之间关系的强度（Dick，et al[1]）。	一旦信任得到保证，承诺的程度，例如品牌忠诚度、态度忠诚度，访问次数和交换次数就会增加（Cyr[2] 2007）。

2.1.3　在线信任建立机制及模型

明确了在线信任的前因和后果之后，如何形成在线信任、建立施信方和受信方双方信任的条件及机制成为在线信任研究的重要内容。现有研究中一般将施信方、受信方作为研究对象（如图 2-2 示）[3]，可形成基于施信方的信任倾向模型、基于受信方的感知可信度模型、基于制度规范的制度模型三种。

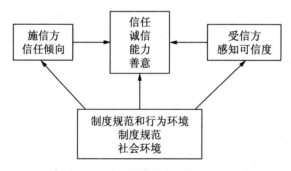

图 2-2　信任的三个来源

①　Dick A S, Basu K. Customer loyalty: Toward an integrated conceptual framework[J]. Journal of the Academy of Marketing Science, 1994, 22(2):99—113.

②　Cyr D, Khaled H, Milena H, et al. The role of social presence in establishing loyalty in E-service environments[J]. Interacting with Computers, 2007, 19(1):43—56.

③　张钢，张东芳.国外信任源模型评介[J].外国经济与管理,2004(12):21—25.

（1）基于施信方的信任倾向性模型

信任倾向指施信方愿意信赖他人的倾向①。信任倾向性与组织中的行为存在着明显的相关性，如组织成员的行为和绩效对信任倾向性有正向影响。Mcknight 等根据信任倾向理论，对组织关系中最初信任（initial trust）的形成过程进行了研究，区别了对人的信心和信任态度这两种不同方式对信任倾向的影响②，对人的信心反映了基于个性信任的传统观点，这种观点表明了施信方认为其他人都是可信赖的；信任态度则说明不管对方是否值得信赖，施信方都以信赖的方式与其沟通。较高的信任度一般是由两部分组成：一是信任意向，指个体有愿意依赖他人的倾向；二是信任性信仰，即个体认为他人都是善意、诚实、有能力的，并且他人的行为是可预期的。现代社会中，信任倾向还可以通过制度信任来间接影响，因此，可以构建根据信任倾向和基于制度信任的培育信任的模型（见图 2-3）。Chind 等指出施信方在建立信任的过程中并非被动出现的，而是为了更迅速、更有效地建立信任关系，以提升在社会交易的效率③。

（2）基于受信方的感知可信度模型

该模型认为信任来源于施信方对受信方的感知可信度，不同领域中受信方的可信度来源是不同的。个人或组织参与交往的经

---

① Fukuyama F. Trust：The social virtues and the creation of prosperity[M]. New York：The Free Press, 1995.

② McknightD H, Cummings L, Chervany N L. Initial trust formation in new organizational relationships[J]. Academy of Management Review, 1998, 23（3）：473—490.

③ Chind J, Mollering G. Contextual confidence and active development in the Chinese business envieonment[J]. Organization Science, 2003, 14（1）：69—80.

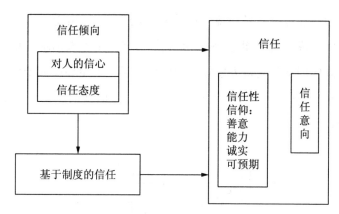

图 2-3 基于施信方的信任倾向性模型

历和过程可以作为信任来源,此外如声誉、交易标的物等组织的特性也可以成为信任基础来源。施信方通过信任来源判断受信方的可信度。

为了提升受信方的可信度,Doney 等提出了培育信任的五种认知途径:计算途径(calculative-based)、预测途径(prediction)、能力途径(capability)、动机途径(intentionality)和转移途径(transference),并构建了客户企业对供应商企业及其营销人员的前置因素框架,研究客户企业对供应商企业感知可信度的影响因素[①]。Gefen 等在前人理论基础上,认为受信方信任的建立取决于五个因素:知识(knowledge-based)、制度(institution-based)、计算(calculative-based)、认知(cognition-based)和基于个性(personality-based)[②]。而 Mayer 提出的信任模型最为经典,研究基于买卖过

① Doney P M, Cannon J P. An examination of the nature of trust in buyer-seller relationships[J]. Journal of Marketing, 1997, 61(2):35—51.

② Gefen D, Straub K. Trust and TAM in online shopping: An integrated model [J]. MIS Quarterly, 2003, 27(1):51—90.

程中如何在传统交易环境中构建双方的信任,提出受信方的感知可信度构成要素为能力、诚实和善意①,Mayer 等人围绕施信方的信任倾向因素和受信方感知可信度建立了一个闭环反馈型信任建立框架(如图 2-4),该框架的三要素模型为信任的实证分析打下基础。

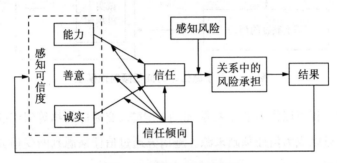

图 2-4 Mayer 三要素模型

(3) 基于制度规范的信任形成机制模型

Granovetter 提出了"嵌入性(Embeddedness)"观点,认为经济行为是嵌入在社会机构中的,嵌入的网络机制即是信任。行为人之间的关系、关系网络结构会对经济行为结果产生影响②。在信任关系的制约下,企业双方会形成共识,共同遵守同一规范或维持契约精神,保障市场行为顺利进行,一旦一方背信弃义,则会受到严厉的惩罚。现实市场环境中,企业间的合作行为通过订立一定的契约关系来维持。然而一来完全契约的制定和执行成本太

① Mayer R C, Davis J H, Schoorman F D. An integration model of organizational[J]. Academy of Management Review, 1995, 20(3):709—734.

② Granovetter M. Economic action and social structure: The problem of embeddedness[J]. American Journal of Sociology, 1985, 91(3):481—510.

高,再者现实中难以收集到完全信息来制定最优决策,因而企业双方一般会引入法律和制度模式,通过预先设立的期望来信任对方。法律和制度模式一方面用来保障企业双方的正当权益,另一方面对违规者要能起到足够的震慑作用,使违规者承受代价很高的经济和社会声誉的损失,如此才能真正激发信任的建立。这种来源于制度和社会治理形式的信任,构成了基于制度规范的信任机制模型(见图 2-5)。

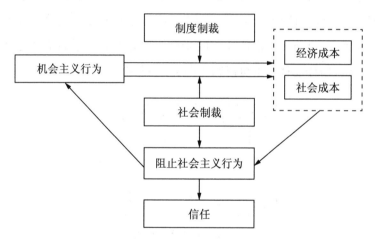

图 2-5　基于制度规范的信任形成机制模型

现有学者的研究已经印证了制度规范信任机制的形成。Zucker 研究了 1840~1920 年欧美地区工业化和城市化过程后,提出法律是现代社会信任形成的基础①。Hagen 等研究发现,日本企业关系中的信任实际上是制度和社会制裁机制组合发挥主导作用

---

① Zucker L G. Production of trust: institutional sources of economic structure [J]. Research in Organizational Behavior, 1986, 8(2):53—111.

的结果。日本个人或组织层面有完善且强硬的相互监控和制裁机制,一旦企业或个人如有欺骗行为,会被迅速发布到市场上,被其他企业得知后导致信用度降低,对其后续经济行为产生非常不利的影响,这种制度方式有效保障企业必须维持自身的高信任度①。将制度和社会制裁机制两者结合,能够形成"制度培育信任"的结果,大大降低了企业会因短期利益采取机会主义行为的几率。

(4) 信任迁移模型

信任迁移是指信任的感知可以从熟悉情境迁移至陌生情境,或者从信任实体迁移至未知实体②,信任迁移对于研究在线信任非常重要,目前关于信任迁移的研究主要是在营销管理和电子商务领域,信任迁移基本可以归为四类③(见图2-6)。

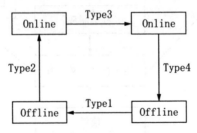

图2-6 信任迁移类型

Type1 指的是线下至线下的信任迁移,如对公司某一品牌的

---

① Hagen J.M, Choe S. Trust in Japanese interfirm relations: Institutional sanctions matter[J]. The Academy of Management Review, 1998, 23(3):589—600.

② Lin J, Lu Y, Wang B, et al. The role of inter-channel trust transfer in establishing mobile commerce trust[J]. Electronic Commerce Research & Applications, 2011, 10(6):615—625.

③ Xiao S, Dong M. Hidden semi-markov model-based reputation management system for online to offline(O2O) E-commerce markets[J]. Decision Support Systems, 2015(77):87—99.

感知信任会使用户信任该公司其他产品和服务,形成了信任迁移①;Type2 则是线下向线上的信任迁移,主要将消费者对企业产品或服务的线下的忠诚度和信任向线上拓展,以适应企业线下业务向线上的发展的过程。线下至线上的信任迁移是国内外学者关注的课题,也做了许多实证研究,如 Lee 研究发现实体书店中,消费者的线下信任会影响线上销售的顾客满意度,进而影响顾客线上的购买动机②,其他学者研究也发现,消费者对实体商铺的信任度会对其线上的购买行为产生很大的影响,消费者对线下商铺的信任显著影响感知的信息搜索动机和线上购物动机③;Type3 线上至线上信任迁移的研究刚刚起步,研究发现,用户对陌生网站的信任可由其信赖站点的超链接迁移形成④,目前 Type3 主要的关注点在于信任从互联网向移动互联网的迁移⑤;Type4 线上至线下信任迁移目前相关研究较少,但也有学者认为应实现线上、线下业务融合一体化,如张新香等认为企业让消费者既能通过线上平台进行产品的浏览,也能在线下体验商家服务,形成线上平台信任

① Lee K C, Kang I, Mcknight D H. Transfer from offline trust to key online perceptions: an empirical study[J]. IEEE Transactions on Engineering Management, 2007, 54(4):729—741.

② Lee K C, Chung N, Lee S. Exploring the influence of personal schema on trust transfer and switching costs in brick-and-click bookstores[J]. Information & Management, 2011, 48(8):364—370.

③ Mariné A, Forsythe S, Kwon W S, et al. The role of product brand image and online store image on perceived risks and online purchase intentions for apparel[J]. Journal of Retailing and Consumer Services, 2012, 19(3):325—331.

④ Stewart K J. Trust transfer on the world wide web[J]. Organization Science, 2003, 14(1):5—17.

⑤ Wang N, Shen X L, Sun Y. Transition of electronic word-of-mouth services from web to mobile context: A trust transfer perspective [J]. Decision Support Systems, 201354(3):1394—1403.

和线下商家信任之间的并行协作①。

2.2　理性行为理论（Theory of Reasoned Action，TRA）

理性行为理论可以成功预测和解释多个领域的个体的行为与行为意向②，说明行为意向和行为之间的关系。行为意向包含个人对该行为的态度（Attitude）和主观规范（Subject norm），是人们打算实施某种行为的倾向性。态度是人们感知的与某行为相关的结果和结果评价是积极或消极的感受；主观规范是行为人认为别人如何看待他是否应该实施某种行为，由规范信念（normative belief，NB）的强度和依从动机（Motivation to comply，MC）的大小两者共同决定。态度与主观规范两者相结合形成行为意向并决定人的行为（如图2-7）。

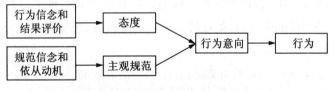

图2-7　理性行为理论模型

该模型说明态度和主观规范充当了其他变量影响行为意向的中间变量；而行为意向则是态度和主观规范影响行为的中间变量。该模型可以成功预测多种社会情境中人们的行为。

---

① 张新香，胡立君.O2O商业模式中闭环的形成机制研究——基于信任迁移的视角[J].经济管理，2017，39(10)：62—81.

② Fishbein M，Ajzen I，Belief，attitude，intention，and behavior：An introduction to theory and research[M]. MA：Addison-Wesley，1975.

理性行为理论广泛运用在信息系统研究中,主要有:关于企业人员对企业内部信息系统/信息技术的采纳研究①②,这也是理性行为理论在信息系统的早期运用,主要原因在于当时企业采用信息系统是大势所趋。用户对健康医疗信息系统及群体信息系统的采纳③④⑤,主要探讨了用户的行为意愿,但很少涉及到具体行为;用户电子商务平台及服务使用意愿相关研究以及社会化平台及服务使用研究⑥⑦⑧⑨,这些研究则是以理性行为理论为基础框架,结

① Wu I L. Understanding senior management's behavior in promoting the strategic role of IT in process reengineering: Use of the theory of reasoned action[J]. Information & Management, 2003, 41:1—11.

② Bagchi S, Kanungo S, Dasgupta S. Modeling use of enterprise resource planning systems: A path analytic study[J]. European Journal of Information Systems, 2003, 12(2):142—158.

③ Chau P K, Hu P. Investigating healthcare professionals' decisions to accept telemedicine technology: An empirical test of competing theories[J]. Information & Management, 2002, 39:297—311.

④ Zhang X F, Guo X T, Lai K H, et al. Understanding gender differences in m-Health adoption: A modified theory of reasoned action model[J]. Telemedicine Journal and E-Health, 2016, 20(1):39—46.

⑤ 孟猛,朱庆华.数字图书馆信息质量、系统质量与服务质量整合研究[J].现代情报,2017,(8):3—11.

⑥ Pavlou P A. Consumer acceptance of electronic commerce: Integrating trust and risk with the technology acceptance model[J]. International Journal of Electronic Commerce, 2003, 7(3):101—134.

⑦ Dinev T, Hu Q, Yayla A. Is there an online advertisers' dilemma? A study of click fraud in the pay-per-click model[J]. International Journal of Electronic Commerce, 2008, 13(2):29—59.

⑧ Yap S F, Gaur S S. Integrating functional, social, and psychological determinants to explain online social networking usage[J]. Behaviour & Information Technology, 2016, 35(3):166—183.

⑨ Lankton N K, McKnight D H, Thatcher J B. The moderating effects of privacy restrictiveness and experience on trusting beliefs and habit: An empirical test of intention to continue using a social networking website [J]. IEEE Transactions on Engineering Management, 2012, 59(4):654—664.

合具体研究情境与其他因素的整合,如将社交、心理相关变量以及隐私、个人经验等变量引入研究框架等,也有将行为意向细化为信任、感知有用性等,对用户使用行为及其影响因素进行分析和研究。

理性行为理论认为任何其他可以影响到行为的因素都通过影响态度和主观规范进行,而诸如用户特征(感知形式和其他个性特征)、任务特征、组织结构特点等都属于其他可以影响的因素,统一定义为外部变量①,理性行为理论综合考虑了外部环境因素和可控因素两者共同的影响。

2.3 计划行为理论 (Theory of Planned Behavior, TPB)

该理论是在理性行为理论的基础上加入了"感知行为控制"这一要素延伸而来。Ajzen 认为实际情况下人类的行为意向在受到态度和主观规范影响外,感知行为控制也会对其产生影响②。而感知行为控制由控制信念和感知便利性两者共同决定,反映了人的行为经验和对存在风险的预期。控制信念是人们对拥有的能力、资源和机会的感知,感知便利性是对资源重要程度的感知。一般来说,个人拥有的资源和机会越多,其面临的风险也将减少。计

---

① 鲁耀斌,徐红梅.技术接受模型及其相关理论的比较研究[J].科技进步与对策,2005(10):178—180.

② Ajzen I. The theory of planned behavior[J]. Organizational Behavior and Human Decision Processes,1991, 50(2). 179—211.

划行为理论提升了模型对个体行为的预测能力和解释力度①。其模型具体为图 2-8 所示：

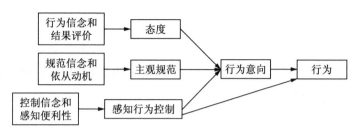

图 2-8 计划行为理论模型

计划行为理论在信息系统、信息技术和信息服务采纳方面的应用非常广泛，常被用于预测、解释与信息系统、技术和服务相关的用户使用意愿和行为。健康信息行为是目前学者们比较关注的用户信息行为。如 Yi 等利用计划行为理论，整合了 TAM 理论构建了模型研究医务人员对健康医疗技术的使用意愿和影响因素②，Heart 等探寻了利用信息技术搜寻健康信息的老年人使用意愿影响因素，发现感知行为控制显著影响老年人使用意愿③。该理论也被广泛用于电子商务信息系统、技术和服务采纳方面④⑤以

① 张一涵，袁勤俭.计划行为理论及其在信息系统研究中的应用与展望[J].现代情报，2019，39(12)：138—148＋177.

② YiM Y，Joyce D，Jackson S，et al. Understanding information technology acceptance by individual professionals：Toward an integrative view[J]. Information & Management，2005，43(3)：350—363.

③ Heart T，Kalderon E. Older adults：Are they ready to adopt health-related ICT[J]. International Journal of Medical Informatics，2013，82(11)：e209—e231.

④ Crespo A H，Bosque I R D. The influence of the commercial features of the Internet on the adoption of e-commerce by consumers [J]. Electronic Commerce Research and Applications，2010，9(6)：562—575.

⑤ Jackson J D，Yi M Y，Park J S. An empirical test of three mediation models for the relationship between personal innovativeness and user acceptance of technology [J]. Information & Management，2013，50(4)：154—161.

及数据、信息、知识服务采纳等方面的研究①②。从以上研究可以发现,计划行为理论比理性行为理论更能有效解释用户的行为意向。

2.4 技术接受模型 (Technology acceptance model, TAM)

该模型是 Davis 将理性行为理论用于研究用户采纳信息系统提出的③,具体模型见图 2-9。

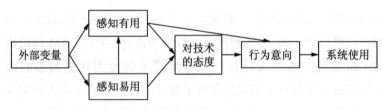

图 2-9 TAM 技术接受模型

TAM 模型主要从技术视角反映用户在信息系统接受时行为影响的影响因素。从模型可以看出,系统的使用由个体的行为意向决定,行为意向受用户对技术或系统的态度影响,感知有用性

---

① Garrison G, Rebman C M, Kim S H. An Identification of Factors Motivating Individuals' Use of Cloud-Based Services[J]. Journal of Computer Information Systems, 2016, 58(1):1—11.

② Kim Y. An empirical study of biological scientists' article sharing through ResearchGate[J]. Aslib Journal of Information Management, 2018, 70(5):458—480.

③ Davis F D. Perceived usefulness, perceived ease of use, and user acceptance of information technology[J]. Management Information Systems Quarterly, 1989, (13):319—340.

(Perceived Usefulness，PU）和感知易用性（Perceived Ease of Use，PEOU）两个因素共同决定了态度，感知有用性从期望理论[1]中提取，反映了用户感知使用系统对工作绩效提高的程度；从自我效能理论[2]中提取了感知易用性用来描述用户感知使用该系统使用的容易程度。感知有用性和感知易用性又受到系统特征、用户特征、任务特征、管理特征以及组织特征这些可测量的外部变量的影响[3]。

TAM 提出后，许多学者针对 TAM 的局限和不足进行了扩展，或者与其他模型做了相应的比较，提出了扩展模型 TAM2[4]以及技术采纳与利用整合理论（Unified Theory of Acceptance and Use of Technology，UTAUT）[5]，这些模型增加了对系统使用经验、个人计算机效能等外部因素的总结；后期又有学者引入了其他理论，如期望理论、任务技术匹配、风险和信任理论等；或者加入调节因素，如性别、文化等，这些理论和因素的加入不断完善了个体对技术接受和采纳的深层因素，不断扩展了影响个人选择

① Davis F D. Perceived usefulness，perceived ease of use，and user acceptance of information technology[J]. Management Information Systems Quarterly，1989，（13）：319—340.

② Bandura A. Social foundations of thought and action：a social cognitive theory [J]. Journal of Applied Psychology，1986，12（1）：169.

③ 颜端武，刘国晓.近年来国外技术接受模型研究综述[J].现代情报，2012，32（2）：167—177.

④ Venkatesh V，Davis F D. A theoretical extension of the technology acceptance model：Four longitudinal field studies[J]. Management Science，2000，45（2）：186—204.

⑤ Venkatesh V，Davis F D. User Acceptance of information technology：Toward a unified view［J］. Management Information Systems Quarterly Management Information Systems，2003，27（3）：425—478.

和使用技术和系统的影响因素,使技术接受模型具有更高的解释力度①。

　　技术接受模型的应用领域非常广泛,在互联网技术采纳、B2C电商商务采纳、知识管理系统采纳等方面都有比较成熟的应用②。任务相关信息系统的运用是以提高工作效率为主,此时感知有用性比感知易用有更积极的效用③④;而对于娱乐性质的信息系统,注重与新奇性和娱乐性,在使用这些系统时,用户更追求内在的动机因素,此时易用性要比感知有用性更重要⑤⑥。互联网的普及和电子商务的蓬勃发展,引发了研究者对这一领域的关注,同时学者发现信任已经成为许多关系建立的关键因素⑦。Genfen 以亚马逊网站为例,整合 TAM 和信任模型,从两方面对消费者网上购买意向进行分析,该模型分两部分研究了消费者网上购物接受,得出消费者网上购物意图一是由对电商网站的感知有用和感知易用决

　　① 谢黎蓉.技术接受模型演变综述[J].华中师范大学研究生学报,2014,21(1):155—161.

　　② Chun H,Yang C. The intellectual development of the technology acceptance model:A co-citation analysis[J]. International Journal of Information Management,2011,(31):128—136.

　　③ Ong S,Lai J Y,Wang Y. Factors affecting engineers acceptance of asynchronous e-learning systems in high tech companies[J]. Information &Management,2004,41(6):795—804.

　　④ Karahanna E,Straub W. The psychological origins of perceived usefulness and ease-of-use[J]. Information &Management,1999,35(4):237—250.

　　⑤ Bruner G C,Kumar A. Explaining consumer acceptance of handheld internet devices[J]. Journal of Business Research,2005,58(5):553—558.

　　⑥ Moon J W,Kim Y G. Extending the TAM for a World-Wide-Web context[J]. Information &Management,2001,38(4):217—230.

　　⑦ Morgan R M,Hunt S D. The commitment-trust theory of relationship marketing[J]. Journal of Marketing,1994,58(3):20—38.

定,二是由消费者对商家的信任决定①。自从将感知风险因素从心理学引入消费者行为学后②,后来该因素也被学者们引入电子商务领域,Heijden 将其与 TAM 模型结合,研究感知风险对网上购买态度和行为意图之间的关系,得出其对网上购买态度呈负向影响③。TAM 模型还可以用于不同用户群体的接受研究中,如按照职业划分为学生、教师、医生、公务员等的相关研究;也有根据年龄段进行划分,研究青少年对移动阅读行为采纳、老年人对新媒体技术的接受④等行为,同时这也说明了不同研究情境、不同类别用户在采纳和接受信息系统行为过程中表现是不一致的,原因在于不同用户群体的调节变量有所不同,经过分析发现,这些调节变量主要包括人口统计学因素、使用经验等。

从以上研究可知,技术接受模型在各领域都有成熟的应用,在所有变量中,用户的个体感知是最重要的因素。

2.5　信息系统成功模型

如何衡量信息系统的成功是学者们一直关注的问题。Delone 和 McLean 于 1992 年首次提出信息系统成功初始模型,认为信息

①　Gefen D，Elena K，Straub D. Trust and tam in online shopping：an integrated model[J]. MIS Quarterly，2013，27(1)：51—90.

②　Arteaga S，Duarte H. Motivational factors that influence the acceptance of Moodle using TAM[J]. Computers in Human Behavior，2010，26：1632—1640.

③　Heijden H. User acceptance of hedonic information systems[J]. MIS Quarterly，2004，28(4)：695—704.

④　Lam J Y，Lee M O. Digital inclusiveness-longitudinal study of internet adoption by older adults [J]. Journal of Management Information Systems，2006，22(4)：177—206.

系统成功由系统质量、信息质量、系统使用、用户满意、个人影响和组织影响六个变量组成,这六个变量形成了信息系统的基础结构(如图 2-10 所示)[①]。在模型中,信息质量用来评估系统输出信息的质量,主要以准确性、完整性、时效性、持续性等指标评测;系统质量则是评估系统自身运行过程,表现为易用性、可靠性、功能性和数据质量等指标;用户满意是指用户使用系统后的满意程度;个人影响指使用系统后对个体行为产生的影响,如提高个人决策效率等;组织影响则是指组织在使用信息系统后产生的变化和影响。

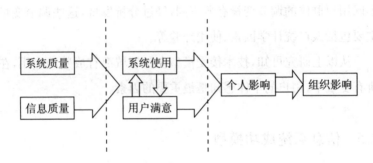

图 2-10 D&M 信息系统成功初始模型(1992)

信息系统成功模型(1992)为研究信息系统是否是成功地提供了一个理论的视角,但该模型在反映系统特征的变量、对系统使用行为的定义上还有不完善的地方,模型的应用情境也需要进一步验证。有学者针对这些不足,提出了相关的改进模型。如 Seddon 等研究发现,信息质量对用户满意和个人影响有显著正向影响关系,系统质量与用户使用及个人影响之间也存在着显著性正向影

---

① Delone W H, Mclean E R. Information systems success: The quest for the dependent variable[J]. Information Systems Research, 1992, 3(1):60—95.

响关系①。还有许多学者利用 D&M 模型进行了相关实证研究，对系统使用和个人影响之间关系②③、系统质量与个人影响，信息质量与个人影响之间关系进行了验证④⑤。

通过对这些学者的研究成果进行总结和分析，Delone 和 Mclean 于 2003 年提出了更新后的信息系统成功模型（见图2-11），其改进的地方主要在于增加了变量、完善了变量的定义并对原有变量进行了整合⑥，并引入了服务质量变量，将其与信息质量和系统质量一起作为系统特征层次的测量维度；将个人影响和组织影响整合成为净收益（Net Benefits），指的是用户使用信息系统后预期所得未来的收益减去成本后剩余部分⑦；将系统使用明确为使用意愿，使用意愿体现的是一种态度，更适用于因果模型，对信息系统成功评估具有重要意义。改进后的模型既简约，也适应了电

---

① Sedon P, Kiew M. A partial test and development of the DeLone and McLean model of IS success[C]. Proceeding of the Fifteenth International Conference on Information Systems. 1995:99—110.

② Guimaraes T, Igbaria M. Client/server system success: Exploring the human side[J]. Decision Sciences, 1997, 28(4):851—876.

③ Igbaria M, Tan M. The consequences of information technology acceptance on subsequent individual performance[J]. Information & management, 1997, 32(3): 113—121.

④ Goodhue D L, Thompson R L. Task-technology fit and individual performance [J]. Management Information Systems quarterly, 1995:213—236.

⑤ Etezadi-Amoli J, Farhoomand A F. A structural model of end user computing satisfaction and user performance[J]. Information & management, 1996, 30(2): 65—73.

⑥ 费欣意，施云，袁勤俭.D&M 信息系统成功模型的应用与展望[J].现代情报，2018，38(11):161—171+177.

⑦ 杜慧平.信息系统成功模型及其在数字图书馆领域中的应用[J].图书馆学研究，2015(11):30—33+39.

子商务环境的发展①。

更新后的信息系统成功模型提供了一个思考框架,在具体的研究过程中,学者们可以根据实际情况选择合适的变量对信息系统的成功进行评价和测量。

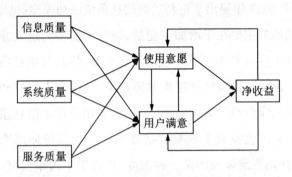

图 2-11　更新后的信息系统成功模型(2003)

而随着更新后的信息系统成功模型提出,国、内外很多学者将其应用到实践中,主要研究领域有信息系统成功的影响变量因素、信息系统成功模型在用户研究中的应用以及信息系统成功模型在系统设计与优化中的运用②。

信息系统成功模型被广泛应用在用户行为研究中,相关研究主要关注用户满意度、用户使用意向/持续使用意向等方面的研究,分析信息系统(成功)对用户产生的影响,或影响发生的诱因。

目前比较常见且重要的研究主题是用户使用意向影响因素,

---

① Bock G W, Suh A, Shin K S, et al. The factors affecting success of knowledge-based systems at the organizational level[J]. Data Processor for Better Business Education, 2009, 50(2):95—105.

② 费欣意,施云,袁勤俭.D&M信息系统成功模型的应用与展望[J].现代情报, 2018, 38(11):161—171+177.

研究领域非常广泛,主要分布在教育、电子商务、电子政务以及医疗系统等不同的领域中。如 Hsu 等从信息系统要素及相关躯体影响的角度拓展了信息系统成功模型,用以研究用户采用车载 GPS 导航系统的影响因素[①];徐卓钰等将信息系统成功模型与技术接受模型结合,提出了用户 MOOCs 平台使用意愿的影响因素,并进行了实证研究,认为信息质量、服务质量是重要的影响因素[②];Ghobakhloo 从供应链角度出发,发现信息质量、系统质量对电子商务平台成功起着显著性影响作用,同时电商平台上经济与技术资源的可用性与信息系统成功之间也存在显著的正向影响关系[③]。王文韬等研究了在线健康社区用户使用意愿的影响因素[④];Wang 等探讨了 Blog 平台质量、社会影响力与用户使用意图之间的关系[⑤];Esmaeilzadeh 等分析了医生临床决策支持系统使用意愿,认为医生对知识分析和交互感知的态度及绩效预期与使用意愿密切相关[⑥]。

① Hsu C L, Lin C. A study of the adoption behaviour for In-car GPS navigation systems[J]. International Journal of Mobile Communications,2010,8(6):603—624.

② 徐卓钰,兰国帅,徐梅丹等.MOOCs 平台用户使用意愿的影响因素研究——基于技术接受模型和信息系统成功模型的视角[J].数字教育,2017,3(4):26—32.

③ Ghobakhloo M,Hong T S,Standing C. Business-to-business electronic commerce success:A supply network perspective[J]. Journal of Organizational Computing and Electronic Commerce,2014,24(4):312—341.

④ 王文韬,李晶,张帅等.信息系统成功视角下虚拟健康社区用户使用意愿研究[J].现代情报,2018,(2):29—35.

⑤ Wang S,Lin J C. The effect of social influence on bloggers' usage intention[J]. Online Information Review,2013,27(1):785—804.

⑥ Esmaeilzadeh P,Sambasivan M,Kumar N,et al. Adoption of clinical decision support systems in a developing country:Antecedents and outcomes of physician's threat to perceived professional autonomy[J]. International journal of medical informatics,2015(84)8:548—560.

信息系统成功模型还被应用于用户持续使用意图/行为上,用户持续使用某种平台或系统会被视为一种忠诚的表现,因而有关用户忠诚度的研究中,也经常会用信息系统成功模型来解释。此类研究中,学者们会尝试引入其他理论,对信息系统成功模型进行拓展和完善,以便更好地找到持续使用行为的影响因素。如张星等结合社会支持理论,认为用户满意度和社区归属感决定了用户对在线健康社区的忠诚度,而系统质量、信息质量对用户满意度有显著影响[①];Cheng 等将技术接受模型与信息系统成功模型结合,分析了数字图书馆用户持续使用影响因素[②];原薇等以信息系统模型为基础,引入"心理距离"定义,分析移动新闻客户端用户持续使用意愿影响因素等[③]。

在信息系统成功模型相关研究中,经常将用户满意度与信任同时提及,Lee 等利用改进了的信息系统成功模型,使用结构方程模型分析了移动银行客户的满意度,结果显示,系统质量与信息质量对客户的满意有显著影响,而信任也是影响客户满意度的重要因素,并证实信任受到系统质量和的信息质量影响[④]。信任也可以作为信息系统成功模型中一个独立的影响因素,尤其是在电子

---

① 张星,陈星,夏火松等.在线健康社区中用户忠诚度的影响因素研究:从信息系统成功与社会支持的角度[J].情报科学,2016,34(3):133—138.

② Cheng Y M. Why do users intend to continue using the digital library? An integrated perspective[J]. Aslib Journal of Information Management, 2014, 66(6):640—662.

③ 原薇,杨海娟.移动新闻客户端用户持续使用意愿影响因素实证研究[J].信息资源管理学报,2017,(3):56—65.

④ Lee K C, Chung N. Understanding factors affecting trust in and satisfaction with mobile banking in Korea: A modified DeLone and McLean's model perspective[J]. Interacting with Computers, 2009, 21(5):385—392.

政务环境中,Teo 等在分析电子政务系统成功中,认为信任是信息系统中质量因素的前因[①];顾建强等将信任理论和信息系统成功模型结合,分析了农业科技微信公众号用户采纳行为,认为信任和服务质量等通过用户满意度的中介作用,影响着用户的使用意愿和行为[②];Chen 等在分析电商网站上用户忠诚度时,将信任和用户满意度作为中介变量[③]。

2.6　本章小结

本章是理论基础,通过对相关理论进行系统地梳理,为下文中的模型构建找到理论支持。在线健康社区作为重要的健康信息来源,信任理论可以为信任与用户行为意愿的中介作用和信任机制的建立提供有效的理论支持,而理论行为理论、计划行为理论和技术接受模型、信息系统成功模型从态度、主观规范以及技术角度展示了信息质量、信息系统质量与用户使用意愿和行为之间的相关性,为探寻老年用户在线健康使用影响因素奠定了理论基础。

---

① Teo T, Srivastava S, Jiang L. Trust and electronic government success: An empirical study[J]. Journal of Management Information Systems, 2008, 25(3): 99—132.

② 顾建强,薛庆根.农业科技微信公众号用户采纳行为研究——基于信息系统成功模型与信任理论[J].数学的实践与认识,2019, 49(10):162—171.

③ Chen J V, Yen D C, Pornpriphet W, et al. E-commerce website loyalty: A cross cultural comparison[J]. Information Systems Frontiers, 2015, 17(6):1283—1299.

第三章　老年用户在线健康社区
使用意愿影响因素分析

由于目前以老年用户为研究对象研究在线健康社区使用意愿的文献较少，很难从现有文献中直接归纳出相关影响因素，因而本章采用扎根理论方法，从老年用户的在线健康社区使用现状中提取使用意愿影响因素，并探寻各因素之间的关系。研究中通过半结构化访谈获取相关数据，对收集到的数据进行开放式编码、主轴编码和选择式编码三阶段分析，最终挖掘出各影响因素并明确变量之间的关系。

3.1　研究设计

3.1.1　研究方法

扎根理论（grounded theory）是由 Glaser 和 Strauss 提出的一种科学的质性研究方法论[1]，是用一套系统性应用方法去形成关于某一领域的归纳性理论，主要宗旨是从经验资料的基础上建立理论，适用于无法用既有理论推导的现象或是没有清晰既定的现

---

[1]　Glaser B, Strauss A L. The discovery of grounded theory: Strategies for qualitative research[M]. Chicago: Aldine Pub. Co, 1967:4—6.

象,也适用于个体对现实世界的解释。扎根理论提出了一套系统的数据收集和编码分析方法,能够进行理论构建,强调持续比较(constant comparison)和理论抽样(theoretical sampling)的重要性[①]。持续比较的涵义要求同步进行数据的收集和分析,在研究过程中一旦发现新问题,要与已形成的类别或范畴(categories)进行比较,如果出现新的范畴,就将新范畴纳入理论,如此反复,直至达到理论饱和。理论饱和是指新收集的数据已被现有范畴概括,不再产生新的范畴。理论抽样则是根据目前所建构的理论来确定下一步收集数据的对象。持续比较和理论抽样都是为了保障研究能具有较高的效度。

3.1.2　研究步骤

扎根理论分析研究时,需要注意避免出现"先入为主"的状况,研究过程要遵循科学的研究程序。本研究以 Pandit 的操作流程为基础,结合其他文献将研究方法流程分为研究问题界定、样本选择和数据收集、数据整理、数据分析、理论建构五个步骤[②](如图 3-1所示)。

(1) 研究问题界定。这一步骤主要是进行文献回顾,通过对文献、资料和经典案例进行收集、梳理和分析,形成较为清晰的理论。

(2) 样本选择和数据收集,选定研究样本,并开始收集相关数

---

① 王璐,高鹏.扎根理论及其在管理学研究中的应用问题探讨[J].外国经济与管理,2010,32(12):10—18.

② Pandit N R. The creation of theory: A recent application of the grounded theory method[J]. The qualitative report,1996,2(4):1—14.

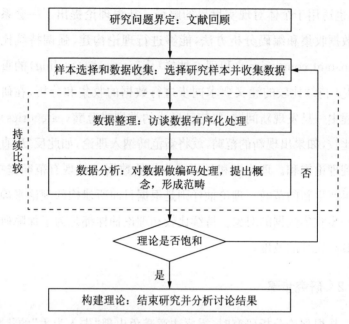

图 3-1 扎根理论方法步骤

据资料。该环节需要根据研究问题的性质,制定严谨的收集和整理方法,常用的数据收集方法有深度访谈法、观察法以及利用二次文献进行文本分析等。

(3)数据整理。有序化整理相关资料和数据。

(4)数据分析。对数据进行编码处理,将数据进行概念化、逐步形成范畴并初步建构理论。这一环节在扎根理论中占有重要地位,在该环节中,对整理后的数据采用了 Glaser[①] 的开放式编码、主轴编码和选择式编码三阶段分析法,对分析结果进行比较和修正,以达到理论饱和。

---

① Glaser B G, Holton J. Remodeling grounded theory[J]. Grounded Theory Review International Journal,2004,4(1):47—68.

（5）理论建构。在达到理论饱和后，建立起各概念和范畴之间的联系并构建较为系统的理论框架。

3.2　研究过程

3.2.1　研究问题界定

在前文中已界定了本章的研究问题，即：找出老年用户在线健康社区使用意愿的影响因素有哪些，并明确各变量之间的相互关系。

3.2.2　样本选择和数据收集

本研究主要采用深度访谈（In-Depth Interview）收集数据，访谈者根据受访者的访谈过程和访谈内容，从中了解并揭示出受访者的行为动机、对事物的态度、看法等[①]。

（1）样本选择

扎根理论提出了理论抽样方法，研究者可根据自己的研究主题及访谈过程中遇到的实际情况合理选择相应的抽样方法。**理论抽样**是指利用形成中的概念、范畴或理论指导研究者下一步研究需要采集的数据的内容和趋向[②]。Strauss 和 Corbin 在《质的研究概论》中介绍了三种理论抽样形式[③]：开放式抽样、关系性和差异

---

① 孙晓娥.扎根理论在深度访谈研究中的实例探析[J].西安交通大学学报（社会科学版），2011，31（6）：87—92.

② 张敬伟，马东俊.扎根理论研究法与管理学研究[J].现代管理科学，2009（2）：115—117.

③ Strauss A，Corbin J.质的研究概论[M].徐宗国译.台北：巨流图书公司印行，2004：73.

性抽样及区别抽样。开放式抽样（Open Sampling）通常在访谈初期进行，选择对研究主题最为了解的研究对象，让他们能尽可能提供覆盖研究领域全方位的相关资料和信息，以从中找出全面涵盖研究主题的相关概念和范畴；在访谈中期，可采用关系性和差异性抽样（Relational and Variational Sampling），根据前期访谈资料整理分析的结果，有针对性地挑选访谈对象，进一步梳理抽出的概念和范畴；而区别性抽样（Discriminating Sampling）是在对访谈资料持续分析的过程中，选择能帮助修正、完善研究结果的访谈对象。

扎根理论中深度访谈研究对象数量的选择要遵循"理论饱和"原则。每一次访谈后都需要及时整理、分析数据资料，使访谈与分析过程相互交织，在前一次分析的基础上抽取概念、建构理论，然后继续抽样访谈，分析、完善相关理论，直至不再有新的概念出现，此时达到理论饱和状态①。

访谈样本基本情况。本研究的研究对象主要为老年用户，考虑到在线健康社区的使用需要具备一定的网络技术技能，而年龄相对较小、教育程度较高的老年人更有可能利用在线健康社区搜寻、利用健康信息和服务，因此最初选择样本时主要从这两方面考虑，选取企事业员工样本5人，年龄在55—60岁；选择已经退休的高校教师、政府官员及企业高层管理人员样本5人，年龄区间为61—65岁，两部分样本的学历层次有8人为本科，2人为大专。研究者在访谈的同时进行了访谈数据的整理分析，随着对访谈数据的汇总和归纳，发现原以为老年用户会因为信息技术欠缺、操作困

---

① 孙晓娥.扎根理论在深度访谈研究中的实例探析[J].西安交通大学学报（社会科学版），2011,31(6):87—92.

难的问题,并未成为使用在线健康社区的障碍,主要原因在于智能手机和无线网络的普及,老年用户利用智能手机进行信息交流和查询已成为他们的生活习惯,上网对他们来说已经不成问题。据此,研究者将访谈对象的范围进一步扩大,学历层次有所降低,职业背景也进一步扩大,涵盖了企业职工、工人、家庭主妇等。为使样本具有代表性,在访谈前先了解其是否有利用互联网或在线健康社区平台查询医疗健康信息的经历,如果有则将其纳入访谈范围,无则终止访谈,最终共访谈了 38 人,访谈过程中,3 人中途有事离开,有 5 人给出的有效信息较少,最终确定的访谈样本为30 人。

在选择访谈对象时,根据研究主题的要求,尽量从行业背景、家庭成员状况、居住情况、健康状况进行了区分,最大限度涵盖了研究主题需求。具体访谈对象的信息见表 3-1。表中访谈对象用Pn 来表示,n 以访谈参与顺序依次排序,以 P1、P2、P3 等表示。

表 3-1　访谈对象基本情况

参与人	性别	年龄	学历	职业背景	家庭情况	网龄	自己/家人疾病史
P1	男	70	本科	总工程师	配偶同住	15 年	家人糖尿病
P2	男	60	大专	中学教师	配偶同住	8 年	多种慢性病
P3	男	70	本科	政府官员	配偶子女同住	15 年	慢性病
P4	男	63	本科	高校教师	配偶同住	15 年＋	无
P5	男	61	本科	民建主委	配偶子女同住	10 年	无
P6	男	60	本科	高校计算机教师	配偶同住	15 年＋	颈椎病
P7	男	63	本科	高校心理学教师	配偶子女同住	15 年＋	多种慢性病
P8	女	57	本科	高校教师	配偶子女同住	15 年＋	无

参与人	性别	年龄	学历	职业背景	家庭情况	网龄	自己/家人疾病史
P9	男	62	本科	企业老总	配偶子女同住	15年＋	无
P10	女	62	中专	小学教师	配偶同住	5年	配偶偏瘫
P11	男	66	中专	事业单位会计	配偶同住	15年＋	无
P12	女	57	高中	自由职业	配偶同住	5年	糖尿病
P13	男	70	本科	矿场考察队	配偶同住	10年	无
P14	女	64	大专	高中教育工作者	配偶子女同住	10年	无
P15	女	70	中专	园艺工人	配偶同住	5年	无
P16	女	68	初中	企业会计	配偶同住	9年	糖尿病
P17	男	62	大专	自由职业者	配偶同住	15年	腰间盘突出
P18	男	60	本科	企业管理人员	配偶同住	15年＋	心脏病
P19	女	56	中专	小学教师	配偶同住	12年	关节疼痛
P20	女	63	初中	家庭主妇	独居	10年	糖尿病等
P21	男	65	中专	工人	配偶同住	6年	无
P22	女	58	高中	个体户	配偶同住	8年	腰疼
P23	男	61	高中	煤矿工人	配偶同住	10年	冠心病
P24	女	58	初中	会计	配偶子女同住	5年	高血压
P25	男	67	初中	工人	配偶同住	5年	无
P26	女	56	本科	高中教师	配偶子女同住	15年	关节疼痛
P27	男	59	本科	初中教师	配偶同住	15年＋	关节疼痛
P28	男	64	本科	高校教师	配偶同住	15年＋	高血压
P29	女	62	大专	企业管理者	独居	15年＋	慢性病
P30	男	65	本科	企业员工	配偶同住	15年＋	糖尿病

（2）数据收集

访谈法根据访谈问题和大纲的设计形式，分为结构化访谈、半结构化访谈和无结构化访谈三种形式,三者的主要区别是在访谈之前访谈者与受访者之间是否遵循了固定问题进行沟通。本研究使用半结构化访谈(Semi-structured Interview)方式,根据拟定的粗线条式的访谈提纲对访谈对象进行提问,并在访谈的过程中根据访谈的实际情况对沟通方式和问题顺序随机做出调整,问题的设置应简短并避免否定性,还可以就回答不完全或模棱两可的问题进行深入追问。

访谈大纲的确定。为了保证访谈提纲内容的科学性,在拟定了半结构化访谈提纲后,遵循 Evans 提出的操作过程[①](图 3-2),先对 3 位老年人用访谈提纲进行预访谈,了解受访者的体验,并收取反馈意见,对访谈数据整理分析后,根据反馈意见和数据分析结果进一步完善,形成正式访谈提纲(见附录一)。

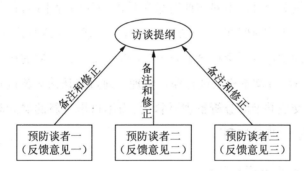

图 3-2　访谈提纲确定过程

以"老年用户使用在线健康社区的影响因素"主题,从访谈对象如何关注到在线健康社区、怎样才会使用在线健康社区、在线健康社区使用过程中的操作和心理感受等方面探索老年用户在线健

---

① Evans J. Your psychology project: The essential guide[M]. Sage, 2007:196.

康社区使用的全过程,最后请访谈对象对目前在线健康社区的服务提出改进建议。

访谈的实施。考虑到老年人对"在线健康社区"概念并不熟悉,在进行访谈之前,访谈者会对"在线社区""在线健康社区"进行解释。为方便老年人理解和回忆使用过程中面临的问题,在访谈过程中,选择了"春雨医生"和甜蜜家园的手机版"甜蜜糖尿病"APP作为演示工具;但在访谈中发现,几位访谈者提到经常用"平安好医生"APP,因此后续的访谈中加入了"平安好医生"APP作为演示工具。在访谈过程中,访谈者根据每个受访者访谈的实际情况,对访谈提纲进行了随机调整,为保证资料收集的一致性,所有访谈均由研究者自己进行。

此次访谈时间从 2019 年 3 月到 2019 年 4 月,包括预访谈在内共持续 2 个月。不同访谈对象所用的访谈时间不同,每个受访者的受访平均时间在 40 分钟。访谈前与访谈对象进行沟通,经过受访者同意进行了全程录音,访谈结束后及时将音频的访谈内容转换成 Word 文本格式进行保存整理。通过对访谈对象进行一对一深入交流并及时分析整理材料后,当不再出现新的概念和范畴时,达到了"理论饱和"。

3.2.3 数据整理与分析

本次研究访谈最后有效记录 30 份,分别用 P1、P2……Pn 对受访者进行编码。每次访谈后,都及时将音频转化为文字,以 Word 文本形式进行保存,在转化时尽可能按照受访者对问题的回答的原话进行记录,保证最大程度地还原受访者的思想,如遇到受访者态度和语气有异,也尽可能以适当的方式记录下来,尽可能原汁原味地还原受访者表达的真实想法。

　　编码是对整理后的数据资料进行分析、标识并归纳的过程①，在此过程中不断发展出理论性概念，建立概念之间的关系，从而根据研究主题建构出理论框架②。这一阶段是扎根理论的核心环节，主要体现在开放性编码（Open Coding）、主轴编码（Axial Coding）和选择性编码（Selective Coding）三个阶段，该阶段的分析流程如图3-3所示③。在编码过程中，要坚持"持续比较（Constant comparison）"的思路，通过对概念、属性、范畴之间多层次的比较，找出各层次之间的关系。

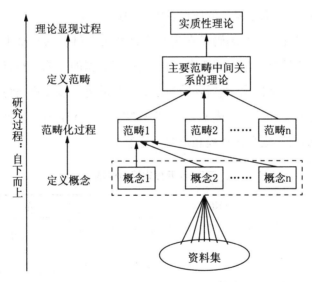

图3-3　扎根理论编码分析流程图

---

　　①　孙晓娥.扎根理论在深度访谈研究中的实例探析[J].西安交通大学学报（社会科学版），2011，31（6）：87—92.

　　②　陈向明.扎根理论的思路和方法[J].教育研究与实验，1999（4）：58—63＋73.

　　③　韩正彪，周鹏.扎根理论质性研究方法在情报学研究中的应用[J].情报理论与实践，2011，34（5）：19—23.

（1）开放编码

开放编码是根据一定的原则将资料记录"打破"并重新综合逐级整合，用概念和范畴来反映资料内容的过程，是建构理论的基础。开放性编码的目的是辨别现象、界定概念、发现范畴。在尽可能使用原始数据的条件下，根据资料反映的事件、对象或活动，不断比较辨别，得到若干概念，用于对老年用户使用在线健康社区现象的认识和描述。在分析时尽可能使用了原始材料中具有重要意义的词汇，将其作为核心概念，归纳出核心构念；将指向共同概念的构念，汇总在一个概念之中，最后把相似概念聚集一起抽象出范畴，并进一步确定概念的属性及维度的过程①。

本研究开放性编码是在现有文献和访谈材料的基础上，采用问题和比较分析来发展概念，通过对访谈数据的提炼和整理，一共分析出 106 个概念，然后随着对已有资料的进一步分析，将这些概念进行分类、区分，形成了 27 个范畴（用 A1—A27 表示），见表 3-2（详细的资料概念化过程和范畴化见附录二）。

表 3-2　开放式编码构建

初始概念	范　畴
a1 兴趣；a2 健康需要；a3 预防保健；a4 疾病护理；a5 验证其他来源健康信息；a6 工作需求；a7 体检后信息获取	A1 使用动机
a8 朋友推荐；a9 商家推广；a10 优惠活动；a11 医生推荐；a12 网络宣传报道；a13 子女推荐	A2 信息源获取方式
a14 慢性病、常见病、小病；a15 健康知识获取；a16 医药保健信息；a17 健康食谱；a18 病友生活信息；a19 获得精神支持	A3 信息需求

① Heath H, Cowley S. Developing a grounded theory approach: A comparison of Glaser and Strauss[J]. International Journal of Nursing Studies, 2004, 41(2): 141—150.

初始概念	范　畴
a20 针对性不强；a21 信息专业性缺乏；a22 信息有效性	A4 信息有用性
a23 信息雷同；a24 付费信息降低平台的可靠性；a25 信息不完整；a26 广告引诱嫌疑	A5 信息内容
a27 信息监管；a28 在线平台医生的水平问题；a29 信息发布者；a30 是否是医生本人回复	A6 信息来源的权威性
a31 在线平台医疗纠纷；a32 医院官方网站可信度高；a33 权威机构认证；a34 平台口碑；a35 管理机制缺乏	A7 平台可靠性
a36 医生资质鉴定流程公开性；a37 医生从业经历的真伪	A8 平台用户资质管理
a38 首页信息设置复杂；a39 搜索界面寻找困难；a40 首页信息分类；a41 查找信息困难	A9 网站导航
a42 海外就医服务；a43 网上预约挂号；a44 网上问诊；a45 医疗发展方向；a46 诊后服务；a47 外地就医服务；a48 医学健康讲座；a49 个性化信息推送	A10 平台服务项目
a50 客服难以找到；a51 收费项目不明确；a52 退费依据不明确；a53 限时免费问答效果不好；a54 信息质量保证程序；a55 平台的盈利性本质；a56 用户隐私保护措施	A11 平台管理规范性
a57 在线问诊夸大症状；a58 与线下诊断相结合效果较好	A12 在线服务效果
a59 用户间交互；a60 患者与医生间交互；a61 交流时效性；a62 在线交流方式转换	A13 在线用户交互
a63 注册方便；a64 其他方式登录；a65 个人信息不能注销更改	A14 登录注册
a66 链接正常；a67 正在建设中	A15 平台没有错误
a68 担心个人信息泄露；a69 减少个人信息分享；a70 个人信息泄露风险；a71 个人健康信息泄露风险；a72 质疑患者隐私的保障	A16 隐私忧虑
a73 健康状态不佳；a74 视力老化；a75 注意力下降；a76 记忆力老化；a77 感知力下降	A17 身体机能下降

续表

初始概念	范　畴
a78 专业医疗知识的理解；a79 病患情况复杂难以辨别	A18 健康素养
a80 口碑；a81 职称；a82 患者评价的体量要大	A19 在线医生能力
a83 个人信息披露程度；a84 从业经历信息披露	A20 在线医生诚实
a85 开通服务数量；a86 回复频次；a87 首次免费交流	A21 在线医生善意
a88 医院就诊服务；a89 朋友或朋友介绍就诊；a90 书报杂志查询健康信息；a91 咨询医护人员	A22 医疗健康习惯
a92 朋友推荐；a93 子女推荐；a94 政府官方等权威机构推荐；a95 就诊医生推荐	A23 对平台的信任
a96 接受网上诊疗收费；a97 网上诊疗费用太高；a98 外地就诊可节约费用；a99 不能使用医疗保险	A24 经济因素
a100 节约时间成本；a101 节省交通成本	A25 效率因素
a102 情感支持；a103 形成亲密关系	A26 情感效用
a104 患有慢性病；a105 患有重症病；a106 家人患重疾	A27 疾病风险

（2）主轴编码

主轴编码是在开放性编码的基础上进行，是对范畴之间联系的深入分析，主轴编码并非要构建一个全面的理论框架，而是要发展出主范畴和副范畴，并充分挖掘范畴之间的涵义，将开放性编码中得出的范畴加以联系，建立类属或者概念间的因果关系[1]。因此，需要根据研究目标及研究对象的特性，深入分析和比较，对上一阶段获得的 27 个范畴进行分析总结，最终归纳形成使用意愿、感知有用性、感知易用性、信任、系统质量、信息质量、服务质量、在线医生特征、用户特征 9 个主范畴。具体见表 3-3。

----

[1]　Miles M B, Huberman A M.质性资料的分析：方法与实践[M].张芬芬，译.重庆：重庆大学出版社，2008.

表3-3 主范畴结果归纳

主范畴	子范畴	范畴的具体涵义
AA1 使用意愿	A1 动机	用户想去了解和使用在线健康社区的行为意愿是来自于何种动机。
	A2 信息源获取方式	老年人将健康社区作为健康信息源的方式。
	A3 信息需求	老年人哪些方面的信息需求促使他们了解和使用在线健康社区。
AA2 感知有用性	A24 经济因素	使用在线健康社区可以降低用户的经济成本
	A25 效率因素	使用在线健康社区可以节省用户的时间和交通成本,提高效率。
	A26 情感效用	使用在线健康社区可以满足患者的情感需求。
AA3 感知易用性	A9 网站导航	用户感受到的平台页面设置的简洁程度和操作的便捷性
	A14 登录注册	用户感知的在线健康社区的注册和登录的简单、方便程度
AA4 信任	A8 平台用户资质信任	在线健康社区对在线医生资质和从业经历的审核过程是否透明公开
	A16 隐私忧虑	用户利用在线健康社区时对于个人隐私泄露的担忧
	A23 对平台的信任	用户对在线健康社区的初始信任来自用户社会资本或者官方机构推荐认证
AA5 平台质量	A7 平台可靠性	在线健康平台本身可以信赖的程度
	A11 平台管理规范性	用户感知在线健康社区管理的规范性问题
	A15 平台没有错误	在线健康平台没有出现导航错误或者页面信息错误现象
AA6 信息质量	A4 信息有用性	用户认为在线健康社区信息能够解决他的问题
	A5 信息内容特征	用户感知的信息内容是否完整,是否有广告倾向等
	A6 信息来源权威性	用户感知的信息是否有专业监管以及由专业人士发布,是否具有权威性

续表

主范畴	子范畴	范畴的具体涵义
AA7 服务质量	A10 平台服务项目	在线健康社区为用户提供的各类服务项目,满足不同服务需求
	A12 在线服务效果	用户对在线健康社区提供的各项服务所感知的效用
	A13 在线用户交互	在线健康社区可使用户之间进行信息交互,增加用户之间的信息和情感支持
AA8 在线医生特征	A19 在线医生能力	在线医生通过口碑、职称学历和患者评价等所显示出的医术水平
	A20 在线医生诚实	在线医生愿意尽量展示自己的真实信息,主动减少患者的信息不对称和信息风险
	A21 在线医生善意	在线医生愿意对患者做出的主动回复、及时反馈的事情
AA9 用户特征	A17 身体机能下降	老年用户随着年龄增长,身体机能会逐渐下降
	A18 健康素养	老年用户的健康素养水平
	A22 医疗健康习惯	老年人保持传统就诊医疗健康的习惯
	A27 疾病风险	老年人是否患有疾病

（3）选择编码

选择编码是对已有范畴以及各范畴之间的关系进行整合,阐明故事线①。对主轴编码阶段形成的主范畴及其范畴开展具体分析,挖掘出核心范畴,提炼出最能反映现象本质的核心范畴以及围绕核心范畴的故事线。

本研究通过编码得到主范畴与副范畴之间的关系,对 9 个主范畴进行反复研究、比较和分析,明确了"老年用户在线健康社区

---

① Heath H, Cowley S. Developing a grounded theory approach: A comparison of Glaser and Strauss[J]. International Journal of Nursing Studies, 2004, 41(2): 141—150.

使用意愿影响因素的归因"这一核心范畴,并进一步梳理了基于这个核心范畴的主范畴间的关系结构,从已有资料中挖掘出如下故事线:老年用户在线健康社区使用意愿受到多重因素的影响,表3-4即为本研究中主范畴间的故事线,并确认各主范畴间的关系结构。

表3-4　主范畴的典型关系结构

典型关系	关系结构	关系结构的内涵
感知有用性→使用意愿	因果关系	健康信息效用、在线诊疗效果、减少经济支出提高效率这些感知有用性因素是促进老年人使用在线健康社区的内部因素。
感知易用性→使用意愿	因果关系	感知到平台设计的简洁性、操作的便利性等因素会影响到老年用户使用在线健康社区的内部因素。
平台质量→使用意愿	因果关系	平台使用过程无差错、平台管理的规范性影响到老年用户使用在线健康社区的意愿。
在线医生特征→使用意愿	因果关系	在线医生的能力、诚实和善意会对用户在线健康社区的使用意愿产生影响。
信任→使用意愿	因果关系	对隐私泄露的担忧及质疑在线医生资质等信任因素会直接影响在线健康社区的使用。
信息质量→使用意愿	因果关系	平台提供的信息是否具有权威性、有无广告诱惑情况会影响老年用户在线健康社区的使用意愿。
服务质量→使用意愿	因果关系	在线健康社区提供的多种服务的效用能有效促进老年用户使用在线健康社区。
用户特征 ↓ 在线医生特征→使用意愿	调节关系	用户的疾病状况、健康素养等因素会调节其对医生的信任程度,进而影响到老年用户在线健康社区的使用意愿。
用户特征 ↓ 信息质量→使用意愿	调节关系	用户的疾病状况、健康素养等因素会调节其对信息质量的认知程度,进而影响到老年用户在线健康社区的使用意愿。
感知有用性→信任	中介作用	健康信息效用、在线诊疗效果、减少经济支出提高效率会影响到老年用户对平台的信任,进而影响老年用户在线健康社区使用意愿。

典型关系	关系结构	关系结构的内涵
感知易用性→信任	中介作用	感知到平台设计的简洁性、操作的便利性等因素会影响到老年用户对平台的信任,进而影响老年用户在线健康社区使用意愿。
平台质量→信任	中介作用	平台使用过程无差错、平台管理的规范性影响到老年用户对平台的信任,进而影响老年用户在线健康社区使用意愿。
在线医生特征→信任	中介作用	在线医生的能力、诚意、善良因素会使老年用户对其产生信任,进而影响老年用户在线健康社区使用意愿。
信息质量→信任	中介作用	信息的权威性和内容会影响老年用户对平台信息的信任,进而影响老年用户在线健康社区使用意愿。
平台质量→信任	中介作用	在线健康社区平台的稳定性、响应性等会影响老年用户的信任,进而影响老年用户在线健康社区使用意愿

基于以上分析,可以看出在主轴编码阶段发展出来的 8 个副范畴,都对使用意愿范畴产生影响。用 P20—P25 这 5 位受访者的访谈资料进行了理论饱和度的检验,并未发现新的概念及范畴,也未发现范畴之间新的关系,因此可以将"老年用户在线健康社区用户使用意愿的影响因素"确定为核心范畴。

3.2.4 结果分析

(1) 感知有用性、感知易用性及平台质量

在线健康社区平台将医生和患者联系起来,老年用户对在线健康社区平台的主观认知会影响到老年用户在线健康社区的使用意愿。因而感知易用性、感知有用性以及平台质量的高低会对老年用户在线健康社区的使用意愿产生影响。在线健康社区的使用

可以提高老年用户的就医效率,节省成本,满足其医疗健康信息和情感满足的需求;同时对老年用户而言,随着身体机能的下降,其认知水平也有一定的降低,互联网操作能力也有所下降,平台的页面设置是否简约、分类清晰、操作便捷,能否满足老年用户对平台操作的要求成为影响老年用户使用意愿的重要因素,而系统平台服务管理的规范性、隐私安全管理是否有效关系着老年用户个人利益和个体信息管理,也会影响其在线健康社区的使用意愿。

(2)信息质量、服务质量

需求的满足是用户使用某种产品和服务的根本原因,在线健康社区提供的服务质量以及医疗健康信息的质量就成为老年用户使用在线健康社区的主要影响因素。在线健康社区提供如预约挂号、查阅医疗健康信息、在线诊疗、个性化推荐、家庭医生等服务可以满足老年用户多种方面的医疗健康需求,患者用户之间及患者用户与医生之间的信息交互又为老年用户提供了有效的沟通交流平台,这些都可以有效提升老年用户在线健康社区的使用意愿。

(3)在线医生特征

在线健康社区提供的医疗服务质量的高低建立在用户对在线医生的主观感知上,因而在线医生呈现出来的特征会影响着用户在线健康社区使用意愿。平台上医生的个人信息展示和社区中各类用户对医生的评价结果信息能够充分展现医生的能力、口碑、服务态度等个人属性,而医生与患者用户之间的信息互动能通过社会临场感提升用户对医生的认知和信任度,进而影响老年用户在线健康社区使用意愿。

(4)信任的中介作用

医疗健康服务是对信任度要求比较高的服务类型,信任是老年用户使用在线健康社区的重要影响因素,疾病信息本身属于隐私性较强的信息,在访谈中,受访者多次提到隐私泄露的隐患,共有14人提到信任因素是他们使用在线健康社区的前提;而且,受教育程度越高,认为信任是比较重要因素的老年用户越多。信任同时也是重要的中介机制,通过扎根分析可以归纳出,老年用户愿意使用在线健康社区的主要原因是信任在线健康社区平台、在线医生和在线产品,而在线健康社区平台质量、信息质量以及在线医生的能力、诚意和善良等因素,都会影响信任的产生。

(5)老年用户个体特征的调节作用

考虑到老年用户大多患有慢性病或者家庭中有患病的亲人,而是否罹患疾病不仅影响老年用户的生理状况,也会影响到老年人的心理,进而影响其对医生特征和信息质量的感知。一般而言,患有重疾的老年人在选择医生时会比较慎重也更加理性,更看重医生的能力,也会付出更多的努力去探寻医生的能力水平和其他因素,慢性病患者对医生的能力感知不太敏感。因此可将用户特征中的疾病风险作为调节老年用户对在线医生能力、善意以及信息质量的维度。

3.3 本章小结

本章主要聚焦老年用户在线健康社区使用意愿影响因素分析,通过深度访谈和编码分析,归纳了老年用户在线健康社区使用意愿影响因素各变量,同时明确了各变量之间的关系。老年用户在线健康社区使用意愿受到感知有用性、感知易用性、平台质量、健康信息质量、服务质量以及在线医生特征等因素的影响,而信任是老年用户使用在线健康社区的重要前提，系统质量、信息质量以及医生的能力、诚实、善意会影响老年用户的信任倾向；老年用户的个体特征和健康风险又会对信息质量、医生的能力等因素进行调节。

第四章 老年用户在线健康社区
使用影响因素模型构建及实证分析

在上一章中,基于扎根理论方法对在线健康社区用户使用影响因素进行了研究,得出了9个主范畴,分别是使用意愿、感知有用性、感知易用性、信任、系统质量、信息质量、服务质量、在线医生特征以及用户特征。本章将在上一章扎根得出的老年用户在线健康社区使用意愿9个影响因素的基础上,从老年用户对在线健康社区的信任危机出发,结合信任理论对在线健康社区用户使用意愿的影响因素进行探讨和假设,构建老年用户在线健康社区使用意愿模型并进行实证分析。

4.1 模型构建过程

从用户视角来看,因为医疗健康信息和服务与人们的生理、心理健康和安全息息相关,再加上老年人较强的健康意识,信任成为影响其使用在线健康社区的重要因素。信任是指用户对组织提供的产品和服务的质量和可靠性的信心[①],是促使用户使用在线健

---

① Garbarino E, Johnson M S. The different roles of satisfaction, trust, and commitment in customer relationships[J]. Journal of Marketing, 1999, 63(2):70—87.

康社区并与之保持持久关系的重要因素①,代表了用户对在线健康社区医生以及平台技术信赖的程度②③。

老年人已经成为在线健康信息消费数量呈指数增长的显著群体④,通过扎根分析的结果可以看出,虽然老年人愿意使用在线健康社区这类新媒体平台搜寻、利用健康信息,但在其健康风险随年龄增长日益增强的状况下,他们对健康信息和服务的可信度要求更高⑤,因为一旦用做医疗决策的健康信息有误,会危及生命。研究显示,影响老年人利用社区卫生服务的重要因素是信任度,原因在于其认为社区服务医护人员与医院相比水平较低,由此导致老年人对社区卫生机构医疗检查结果和治疗方案的质疑⑥。对老年人而言,同样会对在线健康社区产生信任危机。

4.1.1 在线健康社区老年用户信任危机

在线健康社区平台利用信息技术和管理制度等方式将医生

① Zhao J, Ha S, Widdows R. Building trusting relationships in online health communities[J]. Cyberpsychology, Behavior, and Social Networking, 2013, 16(9): 650—657.

② Morgan R M, Hunt S D. The commitment-trust theory of relationship marketing[J]. Journal of Marketing, 1994, 58(3):20—38.

③ Lovatt M, Bath P A, Ellis J. Development of trust in an online breast cancer forum: a qualitative study[J]. Journal of Medical Internet Research, 2017, 19(5): e175.

④ Liao Q. Vera F, Wai T. Age differences in credibility judgments of online health information[J]. ACM Transactions on Computer-Human Interaction, 21(1):1—23.

⑤ Ebner W, Leimeister J M, Krcmar H. Trust in virtual healthcare communities: design and implementation of trust-Enabling functionalities[C]//Hawaii International Conference on System Sciences. IEEE Computer Society, 2004.

⑥ 裴瑞娟,梁广云,李桂森等.信任情况对黑龙江省老年人利用社区卫生服务现况的影响[J].医学与社会,2018,31(3):22—24.

与患者、患者与患者有效的组织起来，医生通过平台展示个人信息，进行医学知识分享，为患者提供在线诊疗和交互沟通；患者通过平台可以浏览和使用平台提供的信息和服务，分享自己的健康诊疗过程、经验等信息，并且可以同其他用户进行沟通和交流。

老年人为什么对在线健康社区产生信任危机？可以从老年用户的使用过程来分析，在使用前会考虑在线健康社区平台是否安全可靠，能否保护个人隐私；在浏览过程中，可能会质疑在线医生的资质和能力，能否提供有效的信息和医疗服务；搜寻到相关信息和服务后老年人要根据自己的认知来判断健康信息的可信度和服务的质量是否能满足自己的需求；在医疗服务使用过程中会担心线上服务会产生争端，争端产生后能否顺利解决。这些因素都可能导致老年人对在线健康社区的不信任，因此，本研究从社区平台、在线医生以及健康信息与服务三方面探讨老年用户在线健康社区的信任危机。

（1）老年人对在线健康社区平台的信任危机

宾州州立大学的一项研究表明，对信息技术能力充满自信的人更有可能接受和使用数字医疗保健服务[1]。信息技术的不断发展，改变了传统的信息传播及信息接受方式，然而新媒体的使用带有强烈的年龄偏好[2]，致使许多老年人由于缺乏掌握信息技术的能力、渠道和条件等，会对自己的认知能力产生怀疑，进而产生对

① 本刊讯.精通技术的人更容易信任数字医生[J].数据分析与知识发现,2019,3(7):122.

② Kiel J M. The digital divide: internet and e-mail use by the elderly[J]. Informatics for Health and Social Care, 2005, 30(1):19—23.

新媒体的不信任情绪。在线健康社区对于老年人而言,也是一种新生事物,容易使其缺乏安全感。具体表现为:

老年人对使用在线健康社区平台存在疑惑,使用平台能给自己带来什么样的价值,使用是否方便等等,这些问题既是其使用平台的关注重点,也会影响信任的形成。老年人对健康的身心和高质量生活的追求所产生的医疗健康信息和服务需求是老年人使用在线健康社区的动因,在线健康社区能否满足老年人的这些需求,能否让他们快速找寻到需要的信息,得到便捷的在线健康服务,会影响老年人对在线健康社区平台的信任,一旦需求得不到满足,他们会转往其他便利的信息渠道。

在线健康社区使用的过程中,有时需要将用户个人特征、健康隐私状况、地理位置等信息在交互过程中公开,会引发老年人对个人隐私的关切。近年来,企业滥用消费者个人数据的负面新闻尤其是老年人因保健品问题而被骗的新闻屡见报端,老年人逐渐开始关注隐私保护[①],他们开始关注个人信息尤其是隐私信息的披露问题,当他们意识到自己的个人信息会被收集时,会引发老年人对平台的信任危机。

目前我国有关网络商务环境的法律法规建设还不完善,用户权益还不能得到完全的保障,消费者与服务提供方、平台间会出现有关消费者权益的争议。在线健康社区平台将医生与患者联系起来,但与医生所在医院之间并无相关协议,患者与医生之间发生纠纷,一般由在线健康社区平台处理。对于老年人而言,在线平台作

---

① 贺明华,梁晓蓓.共享平台制度机制能促进消费者持续共享意愿吗?——共享平台制度信任的影响机理[J].财经论丛,2018(8):75—84.

为一个虚拟平台，很难找到实体，而实体医院会给他们更多信心，他们会担心自己在平台上的权益无法得到有效保护，从而在心理上抵触在线健康社区。

(2) 老年人对在线医生的信任危机

在平台上注册的医生提供了在线健康社区中的医疗信息和医疗服务，医疗健康服务的质量由在线医生的能力和水平决定，医疗服务作为一种特殊的商品，服务的效果需要多方面因素的配合，如医生的专业技能、对患者病症的了解以及医生的医德等[1]，而且老年人对在线健康信息和服务的信任一定程度上也可以说是由其对在线医生的信任决定的。

中国是一个关系社会，患者在实体医院就医时，信任判断依据的经验来源一般是角色、制度或者第三方推荐[2]，尤其是第三方推荐，会使患者优先选择自己熟悉的医院或有熟人关系的医院就医，认为这样比较有安全感；在没有熟人或者托关系成本较高的情况下，会信任名气比较大的正规医院[3]，认为正规医院能有效处理医疗问题，这里则是制度给予患者的信任。

在线健康社区中患者与医生通过互联网进行交流，由于双方在时间和空间上的分离，无法像实体医院那样直接利用患者的社会网络形成信任。Selens认为能力和沟通是交流双方关系中电子

---

① 刘笑笑. 在线医生信誉和医生努力对咨询量的影响研究[D].哈尔滨:哈尔滨工业大学,2014.

② Robert L P, Denis A R, Hung Y T C. Individual swift trust and knowledge-based trust in face-to face and virtual team members[J]. Journal of Management Information Systems, 2009, 26(2):241—279.

③ 杨同卫,苏永刚.患者对于医生之信任产生的机理:关系依赖与理性选择[J].医学与哲学,2012, 33(02):19—20+26.

商务信任的决定因素[①]。患者在选择医生时一来可以通过医生在网站上主动展示的个人信息、用户生成的在线医评信息、网站上对医生诊疗行为的统计数据等来初步判断医生的医疗技术和服务质量水平[②]，再者可以通过与医生进行信息交流判断医生的职业能力。

在线健康社区医生与用户双方关系中，医生处于信息优势，用户处于信息劣势[③]，用户无法有效地认定医生提供的个人信息及诊疗记录是否准确，致使用户会对医生的服务质量产生不确定性。医生参与在线健康社区的目的是提升自己的声誉，吸引更多的患者，增加线下医院诊疗机会，提高自己的收入[④]；线下医院中专业技能较高的医生，本身工作比较繁忙，在平台上为患者进行诊疗的时间相对较少，会使用户认为虽然有些在线医生显示的个人信息中职称和学历很高且是真实的，但在网上与患者沟通交流的可能是来自该医生团队中的其他人员。且在线健康社区中有偿咨询模式也增加了用户的消费风险程度，在线诊疗中医生的收费标准是根据医生的职称和技能水平自行设定，如果患者支付了高价格，却没有得到相应的服务质量，会加重用户面临的经济风险。这对从

①　Selnes F. Antecedents and consequences of trust and satisfaction in buyer-seller relationships[J]. European Journal of Marketing，1998，32(3)：305—322.

②　Yang H，Guo X，Wu T，et al. Exploring the effects of patient-generated and system-generated information on patients' online search，evaluation and decision[J]. Electronic Commerce Research and Applications，2015，14(3)：192—203.

③　Evans R G. Supplier-induced demand：Some empirical evidence and implications[J]. The Economics of Health and Medical Care，1974(6)：162—173.

④　Guo S，Guo X，Fang Y，et al. How doctors gain social and economic returns in online health-care communities：A professional capital perspective[J]. Journal of Management Information Systems，2017，34(3)：487—519.

艰苦岁月中度过生性节俭的老年人而言，会引发他们关注自己面临的经济风险。

在线医评信息对患者选择医生的决策起着重要的影响作用，然而患者对于在线医评信息的利用有赖于自身的认知水平[①]，这取决于用户的年龄、性别以及教育水平。对于老年人而言，怎样判断医评信息的真伪，如何在诸多在线医评信息中找出有价值的内容，还存在着一定的困难。

医生对患者的服务态度、职业经验、能力水平也可以通过其应答间隔、处理患者的人次数等网络行为的努力程度来体现，尽责尽心的医生倾向于对病患的需求进行快速反映，并尽可能多地处理患者的更多的需求。这些网络行为可以建立医生诚实、善良的外在信号，强化医生与患者之间的社交联系，进而提升患者对医生的信任水平[②]。然而从之前对老年人访谈的过程中可以看出，在线健康社区中许多医生对于患者的网络留言回复很不及时，且经常流露出"网上信息沟通不能正确判断，需要患者到实体医院面对面沟通才能诊断"的意思，使老年人感觉该医生进行在线诊疗有给自己在实体医院招揽病人的倾向，无法使老年人建立信任感。

（3）老年人对健康信息与服务的信任危机

"魏则西事件"引发了互联网健康信息的质量问题；上一章访

---

① 韩玺.在线医评信息研究述评与未来展望[J].现代情报，2019，39(11)：146—158.

② Zaidin N，Baharun R，Zakuan N. A development of satisfaction-loyalty and reputation relationship model using performance measurement approach of the Private Medical Clinics' services：A literature review[C]. International Conference on Industrial Engineering and Operations Management(IEOM)，2015.

谈中有些老人提及女排教练郎平代言"莎普爱思滴眼液"属于虚假广告,使许多老年人面临着延误治疗和失明的风险,受访者总结说郎平这样的名人代言的产品都不能信任,网站上的健康信息更不能让人信任。这些例子一来说明互联网健康信息的专业性、准确性对用户至关重要,二来也验证了老年人对网络健康信息的质疑。

互联网健康信息的真实性和可信度虽然已经成为社会各界和学者们关注的热点,但目前我国一些健康网站信息质量仍然堪忧。吴超等通过对 17 个健康网站的调研发现用户利用互联网找到完整且值得信赖的糖尿病信息比较困难,且耗时较长,原因在于重复和无关链接多、缺乏站内搜索或提示、大多数网站信息不完整或存在内容错误等[①];在线健康社区也很难保证提供的健康信息和建议对用户来说都是有效的,尤其是患者—患者健康社区中的健康信息来自于未接受过医学教育的患者,这类信息是否有用也受到了医务人员的质疑[②]。如果老年人习惯于接受从医疗专业人员那里面对面获取健康信息和服务的话,会对网络健康信息产生更多的质疑从而引发对在线健康社区的信任危机。

通过在线健康社区进行在线问诊对老年人而言也是新生事物,对习惯于去医院看病的老年人而言,在线诊疗过程中也会存在许多疑虑,在访谈中老年人提到最多的一点是网上问诊如果采用医生的建议而引起不良后果,如何解决? 主要存在三方面疑虑,一

①　吴超,郭瑞卿,吕树泉等.中国互联网网站关于糖尿病健康信息的质量评价[J].中国循证医学杂志,2019, 19(10):1250—1254.

②　Lederman R, Fan H, Smith S, et al. Who can you trust? Credibility assessment in online health forums[J]. Health Policy and Technology, 2014, 3(1):13—25.

是责任人的问题,找医生还是找平台?二是手段问题,如何去找?三是如果解决结果不符合自己的预期,有没有部门监管解决?目前国家还未从法律层面对相关问题做出规范,有关在线医疗出现纠纷时更多是由平台提供商制定一些条例来解决,这是老年人对在线医疗服务的最大隐忧。其次,老年人还对在线医疗的效果产生怀疑。有些医生面对面诊疗还会出现误诊,对于无法见面,仅靠图片和病人描述进行判断的诊疗结果,他们也会存疑。这些顾虑都会引发老年人对在线健康社区服务的信任危机。

综上所述,可知老年用户对在线健康社区的信任危机主要来自在线平台、在线医生及健康信息与服务,然而这三者之间也存在着密不可分的关系。老年用户对在线健康社区的信任感知首先来自于在线健康社区平台便捷和安全的使用感知以及平台规范的管理,而平台的规范管理和高质量的运营既能够保障在线医生的权益,也能有效规范在线医生的行为,如严格的监管制度、第三方认证等措施可以保障在线医生在平台上披露的信息真实,患者医评信息真实、有效等,提高了在线医生的信任度,同时也能够保障在线医生提供的健康信息和健康服务都能有效满足患者需求,增强在线医生以及医疗服务的感知信任;反之,如果平台管理质量低下,缺乏必要的管理机制,也会降低老年人对在线医生的信任感知,进而引发对其提供的健康信息与服务的信任危机;而老年人对医疗服务和健康信息的信任度的降低反过来影响其对在线医生的信任感知,最终降低了老年人对平台的信任感知,形成恶性循环(如图 4-1 所示),而不信任的最终结果是老年人放弃使用在线健康社区,转向其他医疗渠道。

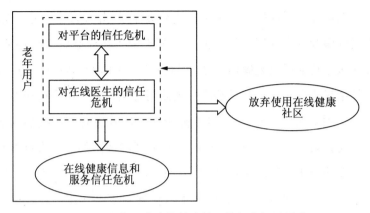

图 4-1 老年用户在线健康社区信任危机及影响

4.1.2 信任视角下老年用户在线健康社区使用意愿模型建构

本研究主要基于信任的角度,考察老年用户在线健康社区使用意愿的影响。Shankar 等提出了在线信任的范式模型(见图 4-2),包括信任前因、在线信任和信任结果三部分[1],信任前因包括用户信任倾向和网站特性等多方面因素,这些因素涉及网站、用户、卖方及供应商、第三方等各个主体,主体的范围很广泛;信任包括对商家和网站等的信任,而信任结果则表现在用户行为,如推荐网站、正面评价、购买服务等。

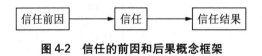

图 4-2 信任的前因和后果概念框架

---

① Shankar V, Urban G L, Sultan F. Online trust: a stakeholder perspective, concepts, implications, and future directions[J]. Journal of Strategic Information Systems, 2002, 11(3—4):325—344.

该信任模型同样可以用于在线健康社区,由前面的分析可知,在线健康社区中的用户信任前因主要来源于在线健康平台特征、在线医生特征以及健康信息质量与服务效用即产品特征三方面,信任结果指老年用户在线健康社区使用意愿。老年用户使用意愿也会受到个人特征的影响,对于健康良好以及患有不同疾病的老年人而言,其认知需求会有所不同,疾病风险较高的老年人可能在使用在线健康社区时更加理智,因而本研究将老年人的疾病风险因素作为调节变量,基于此构建了信任视角下老年用户在线健康社区使用意愿模型。

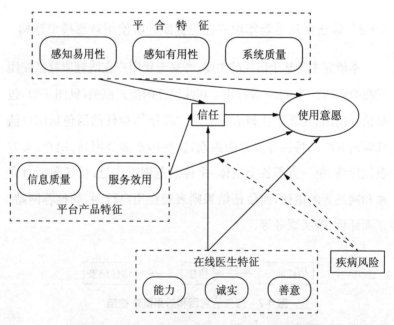

图4-3 老年用户在线健康社区使用意愿影响模型

本理论模型以老年用户为研究对象,从信任、平台特征、产品特征及在线医生特征四方面提出了在线健康社区使用意愿的影响因素,而平台、在线医生以及产品特征又是老年用户在线健康社区的信任前因。其中,平台因素包括由传统的 TAM 模型提出的感知有用性、感知易用性及系统质量组成;在线医生特征包括能力、诚实、善意三方面,在线产品特征则包含了信息质量和服务效用;将老年人的疾病风险作为调节变量。

4.2 变量定义及研究假设

4.2.1 在线健康社区平台特征

(1) 感知易用性和感知有用性

技术接受模型主要用来分析系统外部因素对使用者的态度、行为意向的影响[①],技术接受模型中有两个主要的研究变量:感知易用性和感知有用性[②],感知易用性反映用户使用一个具体的信息系统的容易程度,感知易用性可以有效提升用户的使用意愿,认为自己有能力行动的人更有行动的意图[③],而个体更倾向于采用能以最少的努力获得最大利益的行动方案[④];用户使用一个具体的信息系统后对感知到的工作业绩的提高程度即为感

---

① Davis F D. A technology acceptance model for empirically testing new end-user information systems: Theory and results[D]. Massachusetts Institute of Technology, 1986.

② Davis F D. Perceived usefulness, perceived ease of use, and user acceptance of information technology[J]. MIS Quarterly, 1989, 13(3):319—339.

③ Bandura A. Self-efficacy mechanism in human agency[J]. American Psychologist, 1982, 37(2):122—147.

④ Beach L R, Mitchell T R. A contingency model for the selection of decision strategies[J]. Academy of Management Review, 1978(3):439—449.

知有用性,在鼓励用户使用新的系统、平台方面发挥着重要的作用①。

在线交易过程中,平台界面设计会给消费者留下深刻的第一印象。好的界面设计将会吸引消费者并促进其进一步的沟通与交互。Karvonen 等研究表明,消费者网上购物时通常会根据他们的感觉直观地做出对网站的信任判断②,平台页面的设计特征,如平台页面的架构、信息的展示方式是用户感知易用性最直接的表现,页面错综复杂的众多链接中,如果有清晰的结构分类、快速方便的导航,能让用户快速、便捷地找到自己期望的信息;而平台提供的用户帮助、新手上路等栏目可以指导新手用户快速地了解网页的设计理念,了解搜寻信息、执行交易的步骤,这将有助于用户快速掌握平台的操作和利用,增强用户对网站易用性的感知,进而提高用户的平台使用意愿。平台的使用可使消费者感知其获取的信息和产品对自身需求的满足程度,针对在线健康社区而言,感知有用性主要是用户感受到与医生或其他患者交流后所获得的信息、情感支持对自身有价值,或者是在线健康社区提供的一些服务可以满足需求。

Koufaris 等研究发现,感知易用性和感知有用性会对消费者的在线信任产生显著影响,进而影响到消费者的购买意图③。消

---

① Braun M T. Obstacles to social networking website use among older adults[J]. Computers in Human Behavior, 2013, 29(3):673—680.

② Karvonen, Parkkinen J. Signs of trust[C]. Proceedings of the 9th International Conference on HCI, 2001.

③ Koufaris M, Hampton S W. The development of initial trust in an online company by new customers[J]. Information & Management, 2004 41(3):377—397.

费者感知的易用性传递出平台和商家的值得信任的因素,即仁慈或善意①,提升消费者对平台的在线信任认知,进而影响用户的平台使用意愿。

已有研究发现,感知有用性和感知易用性已被用于支持老年用户的技术使用,特别是通信技术的使用行为意愿,Ryu 等在对"用户创建内容"视频网站用户使用的研究中分析了感知有用性和感知易用性对老年用户的支持②,Gilly 等发现感知易用性是决定老年人采用杂货店扫描仪和 ATM 等技术的可能性的关键因素③。而当老年人能够成功使用在线社交网络,他们的担忧会减少,增加对在线网络的使用④。因而,感知易用性和感知有用性是促使老年用户在线健康社区使用意愿的重要影响因素。

综上所述,本研究提出假设:

H1a:感知平台易用性对老年用户在线健康社区使用意愿有正向影响;

H1b:感知平台易用性显著影响老年用户的信任。

H2a:感知平台有用性对老年用户在线健康社区使用意愿有正向影响;

H2b:感知平台有用性显著影响老年用户的信任。

① Gefen D. E-commerce: the role of familiarity and trust[J]. Omega, 2000, 28(6):725—737.

② Ryu M H, Kim S, Lee E. Understanding the factors affecting online elderly user's participation in video UCC services[J]. Computers in Human Behavior, 2009, 25(3):619—632.

③ Gilly M C, Zeithaml V A. The elderly consumer and adoption of technologies [J]. Journal of Consumer Research, 1985, 12(3):353—357.

④ Gatto S L, Tak S H. Computer, internet, and E-mail use among older adults: Benefits and barriers[J]. Educational Gerontology, 2008, 34(9):800—811.

（2）平台质量

Delone 和 McLean 在 1992 年提出了信息系统成功模型，归纳了信息系统成功的影响因素，并总结出各因素之间的相互关系：系统质量、信息质量影响用户满意度和对系统的使用[1]。系统质量指信息系统的性能或是期望的特征[2]，而系统质量是影响用户在线社区使用意愿的重要影响因素[3]。随着信息系统和人机交互技术的不断发展，用户对系统质量的潜在要求也在不断增长[4]。

在线健康社区作为一个包含患者、医生和普通参与者的医疗知识和健康信息交流的社区，如设计良好、管理规范、质量较高，这样的平台是让用户顺利完成信息搜寻和信息交互的前提条件。老年用户作为"数字移民"，平台技术操作比不上年轻人能够运用自如，对于在线健康社区平台质量的要求就会更高。一旦平台出现导航或者其他错误情况，就会让老年用户无所适从，无法继续其操作行为；而平台的管理效率同样影响着老年用户的使用感知，在平台上遇到诸如隐私保护、服务费用、客服服务等问题，如果不能很快在平台上得到有效解决，就会使老年用户产生挫败感，影响其使用意愿。设计好、质量高的在线健康社区平台不仅可以提高老年用户的使用感知，还有助于提升老年用户对平台的信任感，进而影

[1] Delone W H, Mclean E R. Information Systems Success: The Quest for the Dependent Variable[J]. Information Systems Research, 1992, 3(1):60—95.

[2] Delone W H, Mclean E R. The DeLone and McLean model of information systems success: A ten-year update[J]. Journal of Management Information Systems, 2003, (19):9—30.

[3] Lin H F. Understanding behavioral intention to participate in virtual communities[J]. Cyber Psychology & Behavior, 2006, 9(5):540—547.

[4] 王文韬,李晶,张帅,谢阳群.信息系统成功视角下虚拟健康社区用户使用意愿研究[J].现代情报,2018,38(2):29—35.

响着老年用户的在线健康社区使用意愿。

综上所述,本研究提出假设:

H3a:平台质量对老年用户在线健康社区使用意愿有正向影响;

H3b:平台质量显著影响老年用户的信任。

4.2.2　在线医生特征

用户通过在线健康社区向在线医生咨询问题、进行在线问诊是一个在平台上比较、评估、分析,最终选择一位在线医生进行信息交互的过程,这一过程具有可选性多、转移成本低、信息不对称等特点。用户的选择结果会因为所选择在线医生的特征对自身健康产生较大的影响,因此用户的使用意愿会受到在线医生特征的影响。网络条件下,在线医生与用户在空间上的分离使用户对在线医生的判断存在不确定性和风险,此时,用户对在线医生信任的提升能够增强其在线信任[①],不确定性和风险的降低能够增强用户在线健康社区的使用意愿。在线医生让患者信任的程度可称之为"医生可信度"[②]。

（1）能力

在线医生的专业水平、业务能力是决定其线上服务效果的重要因素,用户在对在线医生的学术背景、专业职称水平及临床经验等服务能力进行考察后,结合自己的医疗经验对在线医生的诊疗

---

① Gefen D, Straub K. Trust and TAM in online shopping: An integrated model [J]. MIS Quarterly, 2003, 27(1):51—90.

② 赵栋祥.在线健康社区信息服务质量优化研究——基于演化博弈的分析[J].情报科学,2018, 36(8):149—154.

效果做出预判①。用户在线选择医生时，首先考虑的是医生的诊疗效果和成功案例②。由于网络上医生与用户在时间和空间上的分离，只能通过浏览网站上展示的医生个人信息、开设的个人网站、发布的健康类文章、用户评价或者与医生进行信息交互等方式评判医生的业务能力水平。医生的个人信息一般包括学历水平、职称、从业经历等，能一定程度上体现在线医生专业知识和能力水平③；有些在线医生为了展示自己的信息和能力，会经常发布一些与自己诊疗相关的疾病知识文章，并开设了个人网站，为用户提供交流或者相互交流的渠道④，这些都为用户判断医生的能力水平提供了依据。

然而研究表明，用户对在线医生的评价对用户使用意愿影响是最大的，用户对在线医生的评价可以直接代表医生的诊疗效果，展现医生的专业水平，用户在选择在线医生的时候已经对在线医生的诊疗效果进行了预判，如果诊断后诊疗效果达到或超过了预期，在线医生就会得到好评，用户还会赠送心意和礼物表达自己的心情；反之，没达到预期的用户就会在线给医生较低的评价⑤，而

① Laughlin M M，Simonson L，Zou X，et al. African migrant patients' trust in Chinese physicians：A social ecological approach to understanding patient-physician trust[J]. Plos One, 2015，10(5)：e0123255.

② 杨光华.择医习惯与互联网医疗平台精准搜索的关联性研究[J].中华医学图书情报杂志,2017，10(26)：30—33.

③ Yang H，Guo X，Wu T，et al. Exploring the effects of patient-generated and system-generated information on patients' online search, evaluation and decision[J]. Electronic Commerce Research & Applications，2015，14(3)：192—203.

④ 王浩,刘汕,高宝俊.医生开通个人网站对患者评论量的影响研究[J].管理学报,2018，15(6)：901—907.

⑤ 罗鹏,吴红.医生信息、医院信息和患者选择——基于在线医疗社区的实证研究[J].世界最新医学信息文摘,2018，18(24)：254—256.

诊疗效果是用户尤其是老年用户在选择在线医生时最重视的因素。Gao 等通过对网站上医评信息的实证分析,认为患者可以通过在线评级来评判医生的服务质量[①]。用户使用在线健康社区时经常依赖其他用户的评价进行决策,有些平台如好大夫在线还给用户提供了感谢信及虚拟礼物表达对医生服务的认可。好大夫的感谢信采用了标准格式,用户可以根据自己的实际情况选择填写,主要内容有就诊理由、挂号途径、就诊过程、就诊结果、就诊累计费用等;虚拟礼物分级别,不同级别的礼物用户需要支付不同的费用。感谢信和虚拟礼物既可以调动在线医生的执业热情,也是用户对在线医生业务水平的认可[②],因而感谢信和虚拟礼物的数量也可以显示在线医生的能力水平,提高用户的使用意愿。

Mayer[③]认为当受信方在某些领域具有高超的能力时,值得被信任。当用户通过在线健康社区中医生个人信息、用户评价等判定医生具备较高的专业技术水平和业务能力时,倾向于认为该医生是可信任的。

综上所述,本研究提出假设:

H4a:老年用户感知的在线医生的能力对老年用户在线健康社区使用意愿有正向影响;

H4b:老年用户感知的在线医生的能力显著影响老年用户的信任。

---

①　Gao G, Greenwood B N, Agrwal R, et al. Vocal minority and silent majority: How do online ratings reflect population perceptions of quality? [J]. MIS Quarterly, 2015, 39(3):565—589.

②　黄佳慧.在线医疗平台服务效用影响因素的实证研究[D].南京:东南大学,2018.

③　Mayer R C, Davis J H, Schoorman F D. An integrative model of organizational Trust[J]. Academy of Management Review, 1995, 20(3):709—734.

（2）诚实

诚实一般来说是指用户愿意毫无隐瞒地将自己的真实信息展示出来，以主动减少互联网环境中在线交互中存在的信息不对称及信息风险[①]。在线交易中供方的诚实、正直的态度会影响到消费者的使用态度，如短租房平台上，房东所展示的在线回复率、订单量、订单接受率以及房东是否开通主页对销售量有显著的正向影响[②]。在线健康社区中，由于用户与在线医生之间在时空上的距离，缺乏面对面的沟通，用户面临的信息风险性更强，在线医生作为在线健康社区中提供健康服务的信息源，其个人属性和态度会影响到用户的使用意愿。如果在线医生愿意主动展示自己的个人信息，表现出诚实的态度，能增进用户对医生态度的了解，进而增强对在线医生的信任，提升用户的在线健康社区使用意愿。研究表明，医生的个人信息尤其是用户所关注的一些信息如果比较详细，比如展示自己图片信息，可以让用户能直观感受到医生的形象，利于用户与在线医生建立良好的关系，再者，在线医生的详细的执业经历尤其是治愈的典型病例，可以让用户对其产生信任感，在线问诊量会有显著提高[③]，无论是哪个地域的职称不同的医生，开通个人网站医生的患者的评论量会有显著提升[④]。

---

① 曾宇颖，郭道猛.基于信任视角的在线健康社区患者择医行为研究——以好大夫在线为例[J].情报理论与实践，2018，41（9）：96—101＋113.

② Wu J, Ma P, Xie K. In sharing economy we trust：the effects of host attributes on short-term rental purchases[J]. International Journal of Contemporary Hospitality Management，2017，29（11）：2962—2976.

③ 谭博仁.在线问诊平台中患者对医生选择意愿的影响因素研究[D].北京：北京邮电大学，2019.

④ 王浩，刘汕，高宝俊.医生开通个人网站对患者评论量的影响研究[J].管理学报，2018，15（6）：901—907.

综上所述,本研究提出假设:

H5a:老年用户感知在线医生的诚实对老年用户在线健康社区使用意愿有正向影响;

H5b:老年用户感知的在线医生的诚实显著影响老年用户的信任。

(3)善意

善意是指被信任方愿意从用户角度出发着想,主动做有利于用户利益的事情①。研究显示,电子商务领域,用户与卖家可以通过信息沟通和互动实现社会临场感,增加用户体验,如此用户可以充分感受到卖家的善意,提升自己的消费意愿②。即:供需双方的积极互动,尤其是供给者的积极回应,可以展现卖家友善的在线态度,促进用户的消费意愿。在线健康社区就诊过程中,用户选择在线医生的时候更多关注诊疗效果,诊疗效果可以有效反映出在线医生的业务技能,能迎合用户的较高的心理期望,然而在线医生在健康服务过程中的态度和举止也会影响到用户的心态和其对医生业务能力的感知③。用户通过在线健康社区向在线医生进行健康咨询时,在线医生与用户之间的沟通氛围会影响患者的就医选择,在线医生态度好,表达对用户的关心,可以给患者亲和感,用户也会更清晰地表达出个人的健康需求④,形成良好的医患关系,而在

---

① Kim D, Benbasat I. Trust-related arguments in internet stores: a framework for evaluation[J]. Journal of Electornic Commerce Research, 2003, 4(2):49—64.

② 喻昕,许正良,郭雯君.在线商户商品信息呈现对消费者行为意愿影响的研究——基于社会临场感理论的模型构建[J].情报理论与实践,2017(10):80—84.

③ Haynes R B, McDonald H P, Garg A X. Helping patients follow prescribed treatment: clinical applications[J]. JAMA, 2002, 288(22):2880—2883.

④ 徐孝婷,杨梦晴,宋小康.在线健康社区中医生口碑对患者选择的影响研究——以好大夫在线为例[J].现代情报,2019, 39(8):20—28+36.

线医生与用户间的关系与用户所感知的医疗服务质量呈正相关关系①,利于提高用户使用在线医疗的意愿②。

用户在在线健康社区平台上选择在线医生进行咨询,平台页面除了展示医生服务数据,如用户投票、服务人数、用户满意度、价格等信息外,还会显示在线医生的 24 小时回复率。与线下交流相比,在线医疗中因为双方时间和空间的分离,回复遵循着在线医生的自由选择意志,而在线医生主动了解平台上用户的咨询需求,愿意主动提供的服务数量越多,则表明在线医生的在线努力程度越大。因而在线医生回复的频率是其服务态度的一种体现③。而代理人在付出一定程度的努力水平时,能说明他是友善且值得信任的④。因而在线医生针对患者咨询回复的频次和及时性以及在线医生愿意主动提供的服务越多,越能表现其友善的态度,从而提升用户对在线医生的信任度并促进用户的在线健康使用意愿。

综上所述,本研究提出假设:

H6a:老年用户感知在线医生的善意对老年用户在线健康社区使用意愿有正向影响;

H6b:老年用户感知的在线医生的善意显著影响老年用户的信任。

---

① Jun X. From online to offline: Exploring the role of e-health consumption, patient involvement, and patient-centered communication on perceptions of health care quality[J]. Computers in Human Behavior, 2017(70):446—452.

② 姜亦洋.基于就医选择影响因素优化的分级诊疗实现路径[J].中国医院,2015,19(12):15—17.

③ 黄佳慧.在线医疗平台服务效用影响因素的实证研究[D].南京:东南大学,2018.

④ 赵宸元,蒲勇健,潘林伟.链式多重委托——代理关系的激励——基于完全理性与过程性公平偏好模型的比较[J].中国管理科学,2017, 25(6):121—131.

4.2.3 产品特征

(1) 信息质量

美国质量管理专家 Juran 提出"质量"的意义主要是"适合于应用"(fitness for use)[1], Ballou 根据质量的意义,认为信息质量是指用户在使用过程中信息对其解决问题的相关性[2]; Strong 认为信息质量是信息能满足或超出用户的期望(meeting or exceeding consumer expectations)[3]。研究发现信息质量对用户满意度、使用意愿以及系统使用有显著影响,是信息系统成功的重要因素之一[4]。在线健康社区中,老年人搜寻的健康信息一般都是与个人健康相关的病症表现、治疗用药、或者疾病预防、健康护理等方面的建议和信息[5],或者是用来评判在线医生资质的医生个人信息以及患者评价信息,信息的真实性和准确性对其来说非常重要。

信息质量的维度因研究视角的不同有多种观点, Eppler 认为信息质量是基于信息内容或基于媒介的质量[6]; Huh 等认为信息

① Juran J M. Juran on planning for quality[M]. New York, 1988.

② Ballou D P, Pazer H L. Modelling data and process quality in multi-input, multi-output information system[J]. Management Science, 1985, 31(21):150—162.

③ Strong D M, Lee Y W, Wang R Y. Data quality in context[J]. Communications of the ACM, 1997, 40(5):103—11.

④ Delone W H, Mclean E R. Information systems success: the quest for the dependent variable[J]. Information Systems Research, 1992, (3):60—95.

⑤ Shuyler K S, Knight K M. What are patients seeking when they turn to the internet? Qualitative content analysis of questions asked by visitors to an Orthopaedics web site[J]. Journal of Medical Internet Research, 2003, (5):24.

⑥ Eppler M J. Management information quality: increasing the valve of information in knowledge-intensive products and processes[M]. New York: Springer, 2006:68.

质量包括准确性、完整性、一致性和及时性四个维度①。而在线健康社区中的健康信息一般是由平台上的用户自己生成、分享和使用，信息质量的评价可以从信息内容本身、信息来源、信息对用户的满意程度三个维度进行。信息内容主要包括信息的完整性、准确性、相关性等因素；在线健康社区信息来源的可信性可以从信息发布者的个人经历、专业性以及网站的信用评价系统等多方面进行判断②；而用户对信息的满意程度受到用户个人的认知和自我效能的影响。用户感知到在线健康社区信息质量越强，越能提升用户在线健康社区的使用意愿。

而信息质量同样对用户的信任具有重要的作用③，信息内容的质量和信息来源的可信性是最常见的信息可信性的两个影响因素④，Ricco 发现信息内容的质量是用户对信息产生信任的直接原因⑤，在线健康社区用户认为采用不良信息的后果非常严重，如果健康信息与用户需求相关性较强、准确性高，或者用户感知到信息来源的可信性较强，用户会感知的风险就会明显降低。

综上所述，本文提出以下假设：

① Huh Y U, Keller F R, Redman T C, et al. Data quality[J]. Information and Software Technology, 1990, (32):559—565.

② Luo Chuan, Luo Xin, Schatzberg L, et al. Impact of informational factors on online recommendation credibility: The moderating role of source credibility [J]. Decision Support Systems, 2013, 56(1):92—102.

③ Elliott M T, Speck P S. Factors that affect attitude toward a retail web site [J]. Journal of Marketing Theory & Practice, 2005, 13(1):40—51.

④ Lederman R, Fan H, Smith S, et al. Who can you trust? Credibility assessment in online health forums[J]. Health Policy and Technology, 2014, 3(1):13—25.

⑤ Ricco R B. The influence of argument structure on judgements of argument strength, function, and adequacy[J]. Quarterly Journal of Experimental Psychology, 2008, 61(4):641—664.

H7a：老年用户感知在线健康社区信息质量对在线健康社区使用意愿有正向影响；

H7b：老年用户感知的在线健康社区信息质量显著影响老年用户的信任。

（2）服务质量

在线健康社区是患者与医生、患者与患者之间进行信息交互的网络平台，提供的服务不仅包括健康信息获取、利用，还包括患者间的情感交流，获取同伴支持等。一般而言，用户对获取服务的规范性期望及感知的服务性能的差异程度定义为服务质量，常用可靠性、响应性、保证等指标进行衡量①。Alali 等人通过对健康论坛进行研究发现，论坛服务的质量与用户的满意度正相关②，增强在线健康社区信息服务的易获取性和可用性，有助于降低成本，增强用户的使用体验和满意度，进而提高用户的踊跃互动和参与行为③。

针对老年人的生理和认知特点，在线健康社区平台应提供简洁、便利的导航方式，对健康信息进行有效组织，使其能快速查询和理解信息的内涵，针对老年人的信息需求，对其提出健康问题做出准确的解答，有效解决，并针对老年人的实际情况，提供个性化的服务方式，可以增强老年用户对在线健康社区能力的认知，提高

① Anderson E W, Fornell C, Lehmann D R. Customer satisfaction, productivity and profitability[J]. Journal of Marketing, 1994, (58):53—66.

② Alali H, Salim J. Virtual communities of practice success model to support knowledge sharing behaviour in health-care sector[J]. Procedia Technology, 2013(11):176—183.

③ 赵栋祥.在线健康社区信息服务质量优化研究——基于演化博弈的分析[J].情报科学,2018, 36(8):149—154.

老年用户在线健康社区的使用意愿。

在线健康社区提供的服务中,患者与医生以及患者与患者之间的信息交互也是一个十分重要的环节,信息交互同时也是建构用户信任的一种重要方式①,患者在在线健康社区上进行互动,尤其是与患者之间的互动的目的是获取信息支持、情感支持和陪伴等社会支持②,能使用户获得帮助和关爱,带来心理上的慰藉,对用户的健康状况产生积极影响。老年人因为退休后社交生活减少,如果患病更容易产生孤独感,通过在线健康社区平台与医生和其他患者之间的交互,会给老年人带来心理上的亲密感和信任感,平台将医生与老年用户联系起来,医生为用户答疑解惑,可以缩短医生与老年人之间的知识鸿沟和心理距离,提升老年用户对医生的信任,进而提升老年用户在线健康社区的使用意愿。

综上所述,本文提出以下假设:

H8a:老年用户感知的在线健康社区的服务质量对在线健康社区使用意愿有正向影响;

H8b:老年用户感知的在线健康社区的服务质量显著影响老年用户的信任。

4.2.4 信任

Mayer 认为信任是愿意受到他人行动的影响意愿,是信赖他

---

① Nilashi M, Jannach D, Ibrahim O B, et al. Recommendation quality, transparency, and website quality for trust-building in recommendation agents[J]. Electronic Commerce Research & Applications, 2016(19):70—84.

② Yan L, Tan Y. Feeling blue? Go online: An empirical study of social support among patients[J]. Information Systems Research, 2014, 25(4):690—709.

人的重要影响因素[①]。在技术采纳研究中,信任一般会作为关键因素用来研究如何降低采纳的不确定性[②],电子商务领域已有研究发现信任会影响消费者的购买意愿[③]。医疗健康信息因为其对人的生命安全有较大影响,具有准确性高、敏感性等特点[④],而用户为了获取在线医疗服务,需要披露自己的隐私信息,此时,信任成为在线健康社区使用意愿的重要影响因素。研究显示,对于不熟悉的在线健康平台或者不明资质的医生或医疗机构提供的信息,由于可能对隐私或健康产生不良影响,用户会拒绝使用[⑤]。目前用户利用网络搜寻健康信息、获取诊疗建议和情感支持等行为越来越普遍。在线健康社区中,这些行为建立在用户对在线健康社区平台的操作以及与在线医生和用户之间的个人健康信息互动基础上,因此,本研究中的信任主要指老年用户对在线健康社区平台、在线医生以及在线信息质量和服务质量的信任。

用户对平台、在线医生、在线健康信息服务的信任,会提高其

---

① Mayer R C, Davis J H, Schoorman F D. An integrative model of organizational trust[J]. Academy of Management Review, 1995, 20(2):379—403.

② Mou J, Cohen J F. Trust, risk barriers and health beliefs in consumer acceptance of online health services [C]//35th International Conference on Information Systems. Auckland: Association for Information Systems, 2014:1—19.

③ Kai L, Sia C, Lee M, et al. Do I trust you online, and if so, will I buy? An empirical study of two trust-building strategies[J]. Journal of Management Information Systems, 2006, 23(2):233—266.

④ Lin Y M, Shih D H. Deconstructing mobile commerce service with continuance intention[J]. International Journal of Mobile Communications, 2008, 6(1):67—87.

⑤ Guo X, Zhang X, Sun Y. The privacy-personalization paradox in mHealth services acceptance of different age groups[J]. Electronic Commerce Research and Applications, 2016(16):55—65.

在线健康社区使用行为意愿[①]。个人信息和隐私安全是保障用户信任的关键因素[②]，老年用户使用在线健康社区时，注册时需要填写性别、年龄、手机号码、身份证号等个人信息，与医生或其他患者交流时，又需要披露自己的病症信息，这些信息是否会被窃取或者出售给第三方用作他途，会给老年用户带来较大的心理疑虑，成为在线健康社区使用意愿的障碍因素，在线健康社区平台如果可以通过可靠的技术和制度管理机制保障用户数据安全，可以使老年用户建立对平台的信任；Teixeira 发现在对医生信任的情况下，患者愿意披露个人医疗健康信息[③]；Harris 认为用户在线健康信息服务主要受到感知到的信息质量和服务质量因素的影响[④]，综上所述，提出以下假设：

H9：老年用户感知的信任显著影响老年用户在线健康社区使用意愿，信任越强，使用意愿越高。

4.2.5 疾病风险的调节作用

用户的购买意愿会受到其个人特征及商品类型的调节，对消费者购买行为产生不同的影响[⑤]，在线健康信息行为同样会受到

---

① Mooney G, Houston S. Equity in health care and institutional trust: a communitarian view[J]. Cadernos De Saúde Pública, 2008, 24(24):1162—1167.

② Koufaris M, Hampton-Sosa W. The development of initial trust in an online company by new customers[J]. Information & Management, 2004, 41(3):377—397.

③ Teixeira P A, Gordon P, Camhi E, et al. HIV patients' willingness to share personal health information electronically[J]. Patient Education & Counseling, 2011, 84(2):9—12.

④ Harris P R, Elizabeth S, Pam B. Perceived threat and corroboration: Key factors that improve a predictive model of trust in internet-based health information and advice[J]. Journal of Medical Internet Research, 2011, 13(13): 149—158.

⑤ Zhu F, Zhang X. Impact of online consumer reviews on sales: The moderating role of product and consumer characteristics[J]. Journal of Marketing, 2010, 74(2): 133—148.

用户个人的健康特征的影响。医院信息中对患者疾病的基本描述包括两方面:疾病种类和疾病严重度(Severity of Diseases)①。与年轻人相比,老年人是疾病多发人群,且所患的疾病种类和疾病严重度会引发其心理上的变化,改变对在线健康信息质量的认知需求。研究表明,高风险疾病用户会更希望了解平台医生的事实性信息②,他们会有更强的动机愿意付出更多的认知努力寻求与医生相关能反映其能力和诊疗效果的信息,更重视对医生的能力和诚实的感知。而当用户疾病较轻,风险比较低时,用户重视的是与医生信息交流,关注的健康信息的获取③。用户疾病类型和疾病严重度的不同也会使他们在搜寻健康信息时的侧重点各不相同,疾病风险较高的用户更关注疾病的行动层面,如治疗方式、病因、症状等而较少关注情感需求④,老年用户的疾病类型和疾病严重度也会对信息质量和服务效用的认知产生影响。

综上所述,本研究做出以下假设:

H10a:疾病风险对医生能力与老年用户在线健康社区使用意愿之间的关系有调节作用;

H10b:疾病风险对医生诚实与老年用户在线健康社区使用意

①　刘丹红,陈平,徐勇勇.临床疾病严重度评价标准[J].中国医院统计,2002(2):78—80.

②　Obiedat R. Impact of online consumer reviews on buying intention of consumers in UK: Need for cognition as the moderating role[J]. International Journal of Advanced Corporate Learning, 2013, 6(2):16.

③　Street R L, Wiemann J M. Patients' satisfaction with physicians' interpersonal involvement, expressiveness, and dominance[J]. Communication Yearbook, 1987, (10):591—612.

④　孙伟新.消费者在网络问答社区中的健康信息行为特征研究[D].石家庄:河北工业大学,2016.

愿之间的关系有调节作用；

H10c：疾病风险对信息质量与老年用户在线健康社区使用意愿之间的关系有调节作用；

H10d：疾病风险对服务质量与老年用户在线健康社区使用意愿之间的关系有调节作用。

4.3 变量的测量

变量的测量是参考前人研究的成熟测量量表，对本研究模型中的变量进行设计，形成初始问卷；问卷设计根据初始问卷，对问卷进行前测、修正，形成正式问卷；确定问卷对应的调研对象，采取合理的调研方式获取调研数据；在对调研样本进行描述性统计和观测变量的描述性统计后，进行结构方程分析并对结果进行讨论。

变量的操作性测量指将要研究的问题转变为可测量、可操作的变量。通过具体的行为、特征和指标对变量进行描述，将抽象问题转变为可以度量的变量。本节涉及到的变量主要包括感知有用性、感知易用性、平台质量；在线医生能力、诚实、善良；平台的信息质量、服务质量；信任以及在线健康社区使用意愿。

4.3.1 感知有用性

根据 Davis 的定义，感知有用性是个体感受到使用特定系统对工作绩效的增进程度，老年用户可通过在线健康平台查找健康信息、与医生病友交流得到信息和情感支持，或者通过网上咨询、预约就诊等在线服务，做出更好的医疗决策，以提高自身健康管理的水平。下表通过感知有用性来考查老年用户在线健康社区的使用意愿,测量感知有用性的指标以 Davis 的研究和量表为基础,设计出感知有用性的测量量表(表 4-1)。

表 4-1　在线健康社区感知有用性的测量问项

模型变量	编号	测量问项	参考来源
感知有用性(perceived usefulness,PU)	PU1	使用在线健康社区能帮助我获取医疗健康信息和知识	Davis(1989)[①];Venkatesh & Davis(2000)[②],本研究
	PU2	使用在线健康社区能提高我获取医疗健康信息的效率	
	PU3	使用在线健康社区能让我更便捷地获取医疗健康信息	
	PU4	使用在线健康社区给我信心,能让我获得情感上的满足	
	PU5	在线健康社区的医疗服务能让我更方便地进行医疗决策	

4.3.2　感知易用性

刘满成认为,与感知有用性相比,感知易用性对老年用户为老服务网站的采纳意图的影响更大[③],而感知易用性是个体认为使用特定信息系统的容易程度[④]。在线健康社区的感知易用性主

---

①　Davis F D. Perceived usefulness, perceived ease of use, and user acceptance of information technology[J]. Management Information Systems Quarterly, 1989,(13): 319—340.

②　Venkatesh V, Davis F D. A theoretical extension of the technology acceptance model: Four longitudinal field studies[J]. Management Science, 2000, 45(2):186—204.

③　刘满成.老年人采纳为老服务网站影响因素研究[M].北京:经济科学出版社,2013.

④　Davis F D. Perceived usefulness, perceived ease of use, and user acceptance of information technology[J]. Management Information Systems Quarterly, 1989,(13): 319—340.

要是指老年用户对在线健康社区的信息搜索、发表评论以及使用线上服务等操作状况难易程度的感知,笔者将感知有用性作为老年用户在线健康社区使用意愿的影响因素,借鉴 Venkatesh以及 Davis 的研究和量表,初步设计了感知易用性的测量量表(表 4-2)。

表 4-2　在线健康社区感知易用性的测量问项

模型变量	编号	测量问项	参考来源
感知易用性(perceived ease of use, PEU)	PEU1	在线健康社区的使用简单、操作方便	Davis(1989),Venkatesh & Davis (2000)①
	PEU2	在线健康社区操作起来对我来说挺容易的	
	PEU3	在线健康社区使用起来没有什么障碍	

4.3.3　平台质量

平台质量是用户信息行为顺利进行的重要因素,主要表现为系统平台运行的可靠性和稳定性。在线健康社区平台的质量主要体现界面友好性、响应速度、运行稳定性等,平台的质量是决定用户是否使用特定信息系统的重要指标,笔者将在线健康社区平台质量作为影响老年用户在线健康社区使用意愿的影响因素,主要借鉴 Delone & Mclean 等的研究和量表,设计了在线健康社区平台质量的测量问项(表 4-3)。

---

① Venkatesh V, Davis F D. A theoretical extension of the technology acceptance model: Four longitudinal field studies[J]. Management Science, 2000, 45(2):186—204.

表 4-3　在线健康社区平台质量的测量问项

模型变量	编号	测量问项	参考来源
平台质量（system quality, SYQ）	SYQ1	我认为在线健康社区的系统质量是不错的	Delone & Mclean（1992）[1]；Delone & McLean(2003)[2]；Wixom & Todd(2005)[3]；Lin H F, 2006[4]
	SYQ2	当我点击在线健康社区中任何按钮时,它都能快速响应我的请求	
	SYQ3	在线健康社区运行一直都很稳定	
	SYQ4	在线健康社区的界面让我能方便的访问。	

4.3.4　在线医生能力

　　医生的能力水平决定了其所提供的医疗健康信息的效用和对患者病症诊疗的效果。在线健康社区中,老年用户对医生的能力感知主要通过医生个人信息的展示、其他患者的评价、在线评级、诊断统计数据以及医患之间的互动等方式获得。笔者将在线医生能力作为影响老年用户在线健康社区使用意愿的影响因素,以罗鹏、吴红的研究成果为基础,结合前期对老年用户的扎根分析结果,初步设计了在线健康社区医生能力的测量问项

---

[1]　Delone W H, Mclean E R. Information systems success: The quest for the dependent variable[J]. Information Systems Research, 1992, 3(1):60—95.

[2]　Delone W H, Mclean E R. The DeLone and McLean model of information systems success: A ten-year update[J]. Journal of Management Information Systems, 2003, 19(4):9—30.

[3]　Wixom B H, Todd P A. A theoretical integration of user satisfaction and technology acceptance[J]. Information Systems Research, 2005, 16(1):85—102.

[4]　Lin H F. Understanding behavioral intention to participate in virtual communities[J]. Cyber Psychology & Behavior, 2006, 9(5):540—547.

（表 4-4）。

表 4-4 在线健康社区医生能力的测量问项

模型变量	编号	测量问项	参考来源
在线医生能力（Online Doctors' Competence，ODC）	ODC1	在线健康社区上医生拥有较高的业务能力和知识水平	罗鹏，吴红(2018)①；本研究
	ODC2	在线健康社区上医生在其专业领域得到患者的好评	
	ODC3	在线健康社区上医生给我提供的医疗信息对我很有用处	
	ODC4	在线健康社区上医生有丰富的诊疗经验	

4.3.5 在线医生诚实

用户对在线健康社区医生的能力的判断主要依赖于对医生个人信息的评判，因而医生主动、诚实的态度会对患者的使用意愿产生较大的影响。在线医生可以开设个人网站，展示自己的学历、职称、从业经历、研究领域以及自己的图片信息等，会给人以直观的感受，这些信息越详细，越能使患者对其产生信任感和更高的使用意愿。笔者将在线医生诚实作为影响老年用户使用意愿的影响因素，以曾宇颖，郭道猛等人的研究成果为基础，结合前期对老年用户的扎根分析结果，初步设计了在线健康社区医生诚实的测量问项（表 4-5）。

---

① 罗鹏，吴红.医生信息、医院信息和患者选择——基于在线医疗社区的实证研究[J].世界最新医学信息文摘，2018，18(24)：254—256.

表 4-5　在线健康社区医生诚实的测量问项

模型变量	编号	测量问项	参考来源
在线医生诚实(Online Doctors' integrity，ODI)	ODI1	在线健康社区上医生发布的个人信息是真实可靠的	曾宇颖，郭道猛(2018)[①]；本研究
	ODI2	在线健康社区上医生发布信息时是没有偏见的	
	ODI3	在线健康社区上医生的问诊统计数据都是真实的	
	ODI4	在线健康社区上医生是诚实的	

4.3.6　在线医生善意

在线医生善意主要是指医生在线服务过程中所表现出的友善的态度。医生在与患者交互的过程中表现出的善意，会影响到患者的心态以及患者对医生业务能力的感知。笔者将在线医生善意作为影响老年用户在线健康社区使用意愿的影响因素，以 Haynes 等[②]人的研究成果为基础，结合前期对老年用户的扎根分析结果，初步设计了在线健康社区医生善意的测量问项(表 4-6)。

表 4-6　在线健康社区医生善意的测量问项

模型变量	编号	测量问项	参考来源
在线医生善意(Online Doctors' benevolence，ODB)	ODB1	在线健康社区上医生很关心患者的利益	Haynes 等(2002)；曾宇颖，郭道猛(2018)；本研究
	ODB2	在线健康社区医生会竭尽所能帮助患者	
	ODB3	在线健康社区医生会主动回复患者信息	

---

① 曾宇颖，郭道猛.基于信任视角的在线健康社区患者择医行为研究——以好大夫在线为例[J].情报理论与实践，2018，41(9)：96—101+113.

② Haynes R B, McDonald H P, Garg A X. Helping patients follow prescribed treatment：clinical applications[J]. JAMA，2002，288(22)：2880—2883.

4.3.7 信息质量

在线健康社区信息质量的测量既可以从信息内容、信息来源及对用户的满足程度进行,目前大多数学者从信息内容本身来测度,主要有完整性、准确性、及时性、相关性等维度。笔者将信息质量作为影响老年用户在线健康社区使用意愿的影响因素,以 Yi 和 Lederman 等人的研究成果为基础,结合前期对老年用户的扎根分析结果,从信息来源和信息内容两个方面初步设计了在线健康社区信息质量的测量问项(表 4-7)。

表 4-7　在线健康社区信息质量的测量问项

模型变量	编号	测量问项	参考来源
信息质量(informa-tion quality,IQ)	IQ1	在线健康社区中的信息质量还是不错的	Yi M Y. Yoon J Davis J M, Lee T[1];Lederman R, Fan Han-mei, et al[2];本研究
	IQ2	在线健康社区中的信息的来源是可靠的	
	IQ3	在线健康社区提供的健康信息可以满足我的个人需求	
	IQ4	在线健康社区按患者症状提供了完整全面的健康信息	

4.3.8 服务质量

在线健康社区的服务质量的好坏影响着用户的满意度,服务

---

① Yi M Y. Yoon J J, Davis J M, et al. Untangling the antecedents of initial trust in Web-based health information: The roles of argument quality, source expertise, and user perceptions of information quality and risk[J]. Decision Support Systems, 2013, (55):284—295.

② Lederman R, Fan H, Smith S, et al. Who can you trust? Credibility assessment in online health forums[J]. Health Policy and Technology, 2014, 3(1):13—25.

质量常用便利性、可靠性、响应性和保证等指标衡量,除这些指标外,能在平台和用户之间创建方便的交互渠道以及可以针对用户需求提供个性化服务也是服务质量的体现,笔者将服务质量作为影响老年用户在线健康社区使用意愿的影响因素,以 Delon 等人的研究成果为基础,结合前期对老年用户的扎根分析结果,初步设计了在线健康社区服务质量的测量问项(表 4-8)。

表4-8　在线健康社区服务质量的测量问项

模型变量	编号	测量问项	参考来源
服务质量(service quality, SQ)	SQ1	在线健康社区中可以让我很方便地与医生和其他患者进行信息交流	Delone & McLean(2003)①, Wixom & Todd(2005)②, 本研究
	SQ2	在线健康社区的后台处理人员能够及时协助并处理用户遇到的问题	
	SQ3	在线健康社区能及时解答用户不断变化的疑问并提供人性化服务	
	SQ4	在线健康社区提供的各项服务可以很好地解决我的健康问题	

4.3.9　信任

信任是一个多维度概念,最常使用的信任测量维度是能力、诚

---

① Delone W H, Mclean E R. The DeLone and McLean model of information systems success: a ten-year update[J]. Journal of Management Information Systems, 2003, 19(4):9—30.

② Wixom B H, Todd P A. A Theoretical Integration of User Satisfaction and Technology Acceptance[J]. Information Systems Research, 2005, 16(1):85—102.

实与善意[①]，除此之外，感知风险、平台的声誉[②]及感知安全[③]等因素也会影响用户的信任度。根据前文的扎根分析可以看出信任是老年用户使用在线健康社区的重要的影响因素，笔者以 Mayer 及 Pappas 等人的研究和量表为基础，结合扎根分析的结果，设计了在线健康社区信任的测量问项（表4-9）。

表4-9　在线健康社区信任的测量问项

模型变量	编号	测量问项	参考来源
信任（Trust，TR）	TR1	我认为在线健康社区是比较关心用户的利益	Mayer，Davis & Schoorman（1995）；Pappas，N，2016；Kim G，Shin B S，2010[④]；Harris P R，2011[⑤]
	TR2	我信任在线健康社区提供的健康信息和服务	
	TR3	在线健康社区平台不会泄露我的个人信息和医疗信息	
	TR4	在线健康社区平台的规范管理使我觉得很安全	

4.3.10　使用意愿

使用意愿一般是指用户实施某些特定行为的意志指向，产生

---

① Mayer R C，Davis J H，Schoorman F D. An integration model of organizational[J]. Academy of Management Review，1995，20(3)：709—734.

② Doney P M，Cannon J P. An Examination of the nature of trust in buyer-seller relationships[J]. Journal of Marketing，1997，61(2)：35—51.

③ Pappas N. Marketing strategies，perceived risks，and consumer trust in online buying behaviour[J]. Journal of Retailing & Consumer Services，2016，29：92—103.

④ Kim G，Shin B S，Lee H G. Understanding dynamics between initial trust and usage intentions of mobile banking[J]. Information Systems Journal，2010，19(3)：283—311.

⑤ Harris P R，Elizabeth S，Pam B. Perceived Threat and Corroboration：Key Factors That Improve a Predictive Model of Trust in Internet-based Health Information and Advice[J]. Journal of Medical Internet Research，2011，13(13)：149—158.

某种特定行为的趋势[①],在线健康社区使用意愿主要反映了老年用户使用在线健康社区平台的愿望。Gilly 等将不同类别信息的提供、购买决策的制定、对产品的了解等作为测量使用意愿的问项[②]。笔者以 Gilly 等人和 Delone 等人的研究和量表为基础,结合扎根分析结果,设计了在线健康社区使用意愿测量问项(表 4-10)。

表 4-10　在线健康社区使用意愿的测量问项

模型变量	编号	测量问项	参考来源
使用意愿（Users' Intention，UI）	UI1	当需要查找健康医疗信息资源时,我愿意使用在线健康社区	Delone & McLean (2003)[③]; Venkatesh & Davis (2003)[④]; Gilly, et al (1998); 本研究
	UI2	当我有医疗决策方面需求的情况下,我会使用在线健康社区	
	UI3	当我有需要了解药品信息的情况下,我会使用在线健康社区	
	UI4	如果有机会的话,我愿意使用在线健康社区	

4.4　问卷设计

4.4.1　设计思路

本书的研究目标是老年用户在线健康社区使用意愿的影响因

① Glanz K, Rimer B K, Viswanath K. Health behavior: Theory, research, and practice[M]. 5th ed. Philadelphia, PA: Jossey-Bass, 2015:95—109.

② Gilly M C, Graham J L, Wolfinbarger M F, et al. A dyadic study of interpersonal information search[J]. Journal of the Academy of Marketing Science, 1998, 26(2).

③ Delone W H, Mclean E R. The DeLone and McLean model of information systems success: a ten-year update[J]. Journal of Management Information Systems, 2003, 19(4): 9—30.

④ Venkatesh V, Davis F D. User acceptance of information technology: toward a unified view[J]. Management Information Systems Quarterly Management Information Systems, 2003, 27(3):425—478.

素,因此,研究调研对象设定为具有在线健康社区使用经验的老年用户。根据前述的衡量问项,发展出在线健康社区老年用户使用意愿问卷初稿。

问卷内容包括调研对象基本信息以及在线健康社区使用意愿影响因素调查两部分。其中调研对象的基本信息包括性别、年龄、职业、所受教育以及月收入水平、在线健康社区使用情况和使用时间。第二部分问卷总共有 10 个测度项,为了保证问卷的信度和效度,调查问卷中的每一个测量选项都来源于前人的成熟测量量表中所采用的指标,并且结合本研究的研究对象特征以及研究目的对量表进行了补充和改进。根据 Curuchill 所提出的量表设计原则,问卷设计中要由两个或两个以上的问题对选项概念进行表述和测量①。本研究中的"感知有用性、感知易用性、平台质量;在线医生能力、诚实、善良;平台的信息质量、服务质量;信任、在线健康社区使用意愿"这 10 个变量,都由 2—4 条的类似问项通过不同的侧面进行提问和测量。

笔者采用了 7 级 Likert 量表形式,用"1—7"表示同意程度,1—7 分别从"非常不同意—强烈同意",4 为"不确定"。并采用小规模访谈、问卷前测等方式对问卷进行修正,以提高问卷的适用性和准确性。

4.4.2 小规模访谈和问卷前测

(1)小规模访谈

为了保证问卷的准确性、可理解性和适用性,在问卷确立之前

---

① Churchill G A. A paradigm for developing better measures of marketing constructs[J]. Journal of marketing research,1979(16):54—67.

进行了小规模访谈,以了解问项的措辞等方面存在的问题,进而对问卷进行修正与补充。小规模访谈主要发放了 20 份初始问卷,年龄主要在 55—60 岁之间,本科学历 4 人,大专学历 2 人,中专学历 3 人,高中学历 1 人,职业(或退休前)为高校教师 3 人、中小学教师 2 人、政府工作人员 2 人、企业人员 3 人。根据小规模访谈的调研结果,对问卷做了修正,最终形成了包含 10 个变量、35 个测量问项的调研问卷(表 4-11)。

表 4-11 修正后研究变量测量量表汇总

模型变量	编号	测量问项	参考来源
感知有用性(perceived usefulness, PU)	PU1	在线健康社区的医疗服务能让我更方便地进行医疗决策	Davis(1989);Venkatesh & Davis(2000)
	PU2	使用在线健康社区能提高我获取医疗健康信息的效率	
	PU3	使用在线健康社区能让我更便捷的获取医疗健康信息	
	PU4	使用在线健康社区给我信心,能让我获得情感上的满足	
感知易用性(perceived ease of use, PEU)	PEU1	在线健康社区的使用简单、操作方便	Davis(1989);Venkatesh & Davis(2000)
	PEU2	在线健康社区操作起来对我来说挺容易的	
	PEU3	在线健康社区使用起来没有什么障碍	
平台质量(system quality, SYQ)	SYQ1	我认为在线健康社区的系统质量是不错的	Delone & Mclean(1992);Delone & McLean(2003);Wixom & Todd(2005);Lin H F, 2006
	SYQ2	当我点击在线健康社区中任何按钮时,它都能快速响应我的请求	
	SYQ3	在线健康社区运行一直都很稳定	
	SYQ4	在线健康社区能方便的让我访问其中的内容	

模型变量	编号	测量问项	参考来源
在线医生能力（Online Doctors' Competence, ODC)	ODC1	在线健康社区上医生拥有较高的业务能力和知识水平	罗鹏，吴红（2018）；本研究
	ODC2	在线健康社区上医生在其专业领域得到患者的好评	
	ODC3	在线健康社区上医生给我提供的医疗信息对我很有用处	
	ODC4	在线健康社区上医生有丰富的诊疗经验	
在线医生诚实（Online Doctors' integrity, ODI)	ODI1	在线健康社区上医生发布的个人信息是真实可靠的	曾宇颖，郭道猛（2018）；本研究
	ODI2	在线健康社区上医生的问诊统计数据都是真实的	
	ODI3	在线健康社区上医生是诚实的	
在线医生善意（Online Doctors' benevolence, ODB)	ODB1	在线健康社区上医生很关心患者的利益	Haynes 等（2002）；曾宇颖，郭道猛（2018）；本研究
	ODB2	在线健康社区医生会竭尽所能帮助患者	
	ODB3	在线健康社区医生会主动回复患者信息	
信息质量（information quality, IQ)	IQ1	在线健康社区中的信息质量还是不错的	Yi M, et al. 2013；Lederman, et al, 2014；本研究
	IQ2	在线健康社区中的信息来源是可靠的	
	IQ3	在线健康社区提供了有用的健康信息	
	IQ4	在线健康社区按患者症状提供了完整全面的健康信息	

模型变量	编号	测量问项	参考来源
服务质量（service quality，SQ）	SQ1	在线健康社区中可以让我很方便地与医生和其他患者进行信息交流	Delone & McLean（2003），Wixom & Todd（2005），本研究
	SQ2	在线健康社区的后台处理人员能够及时协助并处理用户遇到的问题	
	SQ3	在线健康社区能及时解答用户不断变化的疑问并提供人性化服务	
	SQ4	在线健康社区提供的各项服务可以很好地解决我的健康问题	
信任（Trust，TR）	TR1	我认为在线健康社区是比较关心用户的利益	Pappas, N, 2016 Kim G, Shin B S, 2010；Harris P R, 2011；Teixeira P A, et al, 2011
	TR2	我信任在线健康社区提供的健康信息和服务	
	TR3	在线健康社区平台不会泄露我的个人信息和医疗信息	
	TR4	在线健康社区平台的规范管理使我觉得很安全	
使用意愿（Users' Intention，UI）	UI1	当需要查找健康医疗信息资源时，我愿意使用在线健康社区	Davis（1989）；Delone & McLean（2003）；Wixom & Todd（2005），本研究
	UI2	如果有机会的话，我愿意使用在线健康社区	
	UI3	当我有医疗决策方面需求的情况下，我会使用在线健康社区	

（2）问卷前测

问卷前测主要是进行小规模的问卷预调研，以确保问卷各题项设置合理，保证调研结果准确、可靠。本次预调研主要通过现场访谈、Email 电子问卷和问卷星网站结合进行发放，时间为期 10 天，共计回收问卷 117 份，剔除答题时间明显偏短、填写不完整以及存在自相矛盾等情况的无效问卷后,共计获得有效问卷 100 份,问卷有效率为 85.5%,满足进行问卷前测的基本样本需要。

前测数据的信度检验。对问卷数据进行信度检验的目的主要是检查问卷结果的一致性和可靠性,即对同一被测对象而言,使用相同方法进行重复测量能够得到一致的结果。本次预调研使用 SPSS 软件采用修正后项总相关系数(CITC)指标和 Cronbach's α 系数进行信度检验。CITC 系数可以判断特定结构变量下单个题项的信度①,CITC 系数小于 0.3 时,该题项应该予以删除②。Cronbach's α 系数可测量各个变量的内部一致性,是信度检验的常用指标,可判断问卷可信度③。Cronbach 认为,当信度指标 α < 0.35 时为低信度,0.35 < α < 0.70 时为中信度,α > 0.70 时为高信度④,一般认为,Cronbach's α 系数至少需要大于 0.5,最好大于 0.70。

对预调研问卷数据进行分变量信度检验结果如表 4-12 所示。从表 4-12 中可以看到,调查问卷 40 个题项中,CITC 系数全部在可接受范围,Cronbach's α 系数全部维度均符合大于 0.5 的一般要求,可以判断问卷设计具有较好的一致性,符合信度要求。

---

① 潘煜,高丽,张星,万岩.中国文化背景下的消费者价值观研究——量表开发与比较[J].管理世界,2014(4):90—106.

② 贺森,戚金波.知识型团队胜任力模型构建的高校实践[J].科技管理研究,2010,30(21):106—109+112.

③ 邓新明.中国情景下消费者的伦理购买意向研究——基于 TPB 视角[J].南开管理评论,2012,15(3):22—32.

④ Cronbach L. Coefficient alpha and the internal structure of tests[J]. Psychometrika, 1951, 16(3):297—334.

表 4-12 前测数据信度检验

维度	题项	均值	标准差	偏度	峰度	CITC	删除项之后的 α	α
PU	PU1	5.94	0.85	−0.59	0.39	0.31	0.56	0.59
	PU2	5.74	0.94	−0.43	−0.29	0.43	0.47	
	PU3	5.86	0.94	−0.60	−0.10	0.36	0.53	
	PU4	5.06	1.15	−0.44	0.26	0.39	0.51	
PEU	PEU1	5.88	0.98	−0.62	−0.26	0.53	0.63	0.71
	PEU2	5.90	0.90	−0.64	0.16	0.56	0.59	
	PEU3	5.72	1.01	−0.50	−0.28	0.51	0.66	
SYQ	SYQ1	5.54	1.01	−0.53	0.50	0.42	0.63	0.68
	SYQ2	5.34	1.16	−0.34	0.00	0.42	0.64	
	SYQ3	5.43	1.01	−0.05	−0.59	0.52	0.57	
	SYQ4	5.59	0.98	−0.42	0.02	0.48	0.60	
ODC	ODC1	5.48	0.99	−0.26	−0.50	0.50	0.64	0.70
	ODC2	5.42	1.03	−0.64	0.51	0.47	0.65	
	ODC3	5.67	1.11	−0.62	0.31	0.39	0.70	
	ODC4	5.42	1.24	−1.11	2.08	0.61	0.55	
ODI	ODI1	5.20	1.29	−0.73	0.42	0.64	0.72	0.79
	ODI2	5.08	1.23	−0.62	0.81	0.56	0.80	
	ODI3	5.18	1.28	−0.90	0.87	0.72	0.63	
ODB	ODB1	5.23	1.24	−0.58	0.05	0.50	0.63	0.70
	ODB2	5.40	1.10	−0.67	0.68	0.52	0.61	
	ODB3	5.48	1.22	−1.27	2.66	0.53	0.59	
IQ	IQ1	5.60	0.98	−0.74	1.20	0.48	0.56	0.66
	IQ2	5.43	1.07	−0.48	0.42	0.46	0.57	
	IQ3	5.85	1.01	−0.90	1.01	0.45	0.58	
	IQ4	5.39	1.12	−0.69	0.46	0.37	0.64	

续表

维度	题项	均值	标准差	偏度	峰度	CITC	删除项之后的 α	α
SQ	SQ1	5.52	1.12	−0.97	1.45	0.58	0.70	0.76
	SQ2	5.41	1.06	−0.63	1.14	0.53	0.73	
	SQ3	5.27	1.07	−0.71	1.06	0.61	0.68	
	SQ4	5.41	1.27	−0.70	0.06	0.55	0.72	
TR	TR1	5.32	1.17	−1.19	2.18	0.64	0.73	0.80
	TR2	5.61	1.03	−0.72	0.72	0.49	0.80	
	TR3	5.04	1.43	−0.43	−0.26	0.70	0.70	
	TR4	5.39	1.15	−0.53	−0.09	0.63	0.74	
UI	UI1	6.01	1.07	−1.19	1.54	0.51	0.64	0.70
	UI2	5.97	0.78	−0.72	1.23	0.49	0.64	
	UI3	6.12	0.86	−0.83	0.66	0.57	0.54	

前测数据的效度检验。对问卷数据进行效度检验主要是对问卷数据的有效性进行评估判断,本研究使用 SPSS 软件采用 KMO 检验和 Bartlett 球形检验进行前测数据的效度检验。KMO 值体现了变量间的简单相关和偏相关程度,KMO 取值在 0 到 1 之间,KMO 值越大表明变量之间共同因素越多,更适合进一步因素分析[1]。根据 Kaiser 提出的标准,KMO 值在 0.7 以上,说明变量之间偏相关性较强,是比较理想的结果,0.5 以下不适合进行因素分析[2]。Bartlett 球形检验通过检验变量相关矩阵是否为单位阵来

---

[1] 周文霞.李博.组织职业生涯管理与工作卷入关系的研究[J].南开管理评论,2006(2):69—77.

[2] 李灿,辛玲.调查问卷的信度与效度的评价方法研究[J].中国卫生统计,2008(5):541—544.

判断变量的相关性,Bartlett 球形检验显著表明适合进行因素分析[①]。对前测数据进行 KMO 检验和 Bartlett 球形检验(见表 4-13),可以看出 KMO 值为 0.85,Bartlett 球形检验的卡方值为 2 331.71(自由度为 780),达到了显著水平,表明问卷数据能够符合效度要求。

表 4-13 前测数据效度检验

取样足够度的 Kaiser-Meyer-Olkin 度量		.85
Bartlett's 球形度检验	近似卡方	2 331.71
	自由度	780.00
	显著性	.00

4.5 正式调研

经过对前测问卷数据信度、效度检验发现问卷符合调研预期,因此在问卷前测基础上进一步收集问卷,以获取足够的研究数据开启正式调研。考虑到在线健康社区老年用户群体的特殊性,为了确保调研对象针对性、问卷数据有效性和收集过程高效,本研究采取了线上和线下结合的调研形式。线上主要通过老年用户相关微信群、QQ 群、向老年网站用户发放 Email 问卷以及利用问卷星网站等方式进行,线下主要通过在老年活动中心、社区医院、公园、老年大学等地现场访谈当场回收。正式的问卷收集工作于 2019 年 6 月开始,到 2019 年 9 月结束,经过近 3 个月努力,共收集问卷

---

① 卢小君,张国梁.工作动机对个人创新行为的影响研究[J].软科学,2007(6):124—127.

519 份。在收到问卷后,通过人工筛查,剔除无效问卷,主要情况有:年龄低于 55 岁、未使用过在线健康社区、填写不完整、答案呈现明显规律、答题自相矛盾等,获得有效问卷 427 份,有效回收率为 82.3%,其中,线上收集样本数量为 295 份,线下样本 132 份,样本数量能够满足研究需要。

线上问卷收集过程中发现老年 QQ 群和微信群以及老年网站中符合本研究范围的比较活跃的用户年龄在 55—65 岁之间,同时还发现,也有年龄低于 55 岁的用户分布在这些老年社交媒体和老年网站中。线下进行问卷收集时,调查者反映有些老年人虽然对在线健康社区的使用很感兴趣,但由于罹患疾病的原因(如糖尿病所导致的视力衰退、头晕等症状),只能进行短时间网页浏览,时间稍长就无法坚持下去,所以无法使用互联网进行信息搜寻等行为;也有些高龄老人直接表示自己有需求时让子女帮忙搜集。调研者到社区医院调研时,咨询医院有无对老年人年龄的明确界定,医生反馈说他们诊断病人时对老年人没有明确的年龄限制,主要根据每个病人具体的病症状况来决定,同时医生也证实了目前一些老年病症如高血压、心脑血管疾病等年轻化的趋势。

4.5.1　描述性统计分析

笔者采用 SPSS 软件对问卷数据进行描述性统计分析,对问卷数据全貌进行的概括和描述,通过描述性统计可以归纳出数据基本信息和整体分布特点[1],分为调研对象基本特征描述、调研对象在线健康社区使用情况和观测变量的描述性统计三个部分。

---

[1]　卢纹岱.SPSS 统计分析[M].北京:电子工业出版社,2003:510.

（1）样本人口统计特征

根据这次调研回收的问卷数据，得出调研对象的人口统计学基本特征（表 4-14）。

表 4-14　调研对象基本特征描述

统计变量	类别	频次	百分比
性　别	男	231	54.0%
	女	196	46.0%
年　龄	55—60 岁	258	60.42%
	61—65 岁	133	31.1%
	66—70 岁	28	6.5%
	70 岁以上	8	0.18%
职　业	企业/公司职员	251	58.8%
	党政机关公务人员	32	7.4%
	事业单位工作人员	109	25.5%
	专业技术人员	24	5.6%
	其他	12	2.8%
教育程度	高中及以下	95	22.2%
	大专	185	43.3%
	本科	123	28.7%
	硕士	20	4.6%
	博士	4	0.9%
月收入	3 000 元以下	73	17.1%
	3 000—5 000 元	182	42.6%
	5 000—8 000 元	158	37.0%
	8 000 元以上	14	3.2%
健康状况	健康状况良好	241	56.5%
	患有慢性病	158	37.0%
	患有其他疾病	28	6.5%

从表中调研对象的基本特征看,男性用户占比 54%,女性用户占比 46%,男、女比例均衡;年龄段以 56—60 岁的"年轻"老人居多,占比为 66.7%,65 岁以上老人为 10 人,这与本研究的调研目标是能够使用在线健康社区有很大关系,随着年龄的增长,使用在线健康社区的老年用户越来越少;从职业分布来说,以企事业单位、党政机关工作人员为主;教育程度以大专和本科学历为主,分别占比 43.3%、28.7%;经济水平也以中等收入为主;这几方面的因素主要是因为这些单位和有一定教育和经济基础的人群才能既具有能力、也有条件接触和使用在线健康社区;同时样本也涵盖了不同健康状况的用户,健康用户占比 56.5%,患有慢性疾病的用户占比 37%,其他疾病占 6.5%。

(2)在线健康社区使用情况

表 4-15 是调研对象使用在线健康社区的基本状况。

表 4-15　调研对象在线健康社区使用情况描述

统计变量	类　别	频次	百分比
使用过的在线健康社区	好大夫在线	119	27.8%
	春雨医生	59	13.9%
	39 就医助手	12	2.8%
	平安好医生	142	33.3%
	健客网	8	1.9%
	百度医生	26	6.0%
	阿里健康	32	7.4%
	名医汇	2	0.5%
	寻医问药	16	3.7%
	医生树	2	0.5%
	挂号网	10	2.3%

续表

统计变量	类　别	频次	百分比
	1 小时以下	79	18.5%
	1—3 小时	168	39.4%
每周参与在线健康社区时间	3—5 小时	101	23.6%
	5—7 小时	45	10.6%
	7 小时以上	34	7.9%

　　从表中可以看出,在线健康社区使用人数前三名为平安好医生、好大夫在线和春雨医生,占到全部调研对象的 75%,这三个社区都属于医生—患者社区,其他如阿里健康、百度医生等,是以提供医疗服务和医药服务为主的社区,以用户为中心的社区较少;大部分用户每周参与在线健康社区时间为 1—3 小时,占比 39.4%,参与3—5 小时的调研对象占比为 23.6%,符合本研究的研究要求。

　　(3) 样本观测变量统计

　　为了对样本中测量的相关变量结果做全面的考察,笔者对各观测变量中每一个问题项都进行了描述性统计分析,主要观测极小值、极大值、均值和标准差,具体的样本观测变量统计结果如表4-16 所示。

表 4-16　观测变量描述性统计

维度	题目编号	极小值	极大值	均值	标准差	标准差系数
	PU1	3	7	5.91	0.93	0.06
	PU2	2	7	5.71	1.00	0.07
PU	PU3	3	7	5.92	0.94	0.06
	PU4	2	7	5.24	1.22	0.08

维度	题目编号	极小值	极大值	均值	标准差	标准差系数
PEU	PEU1	2	7	5.75	1.07	0.07
	PEU2	2	7	5.68	1.12	0.08
	PEU3	2	7	5.57	1.06	0.07
SYQ	SYQ1	2	7	5.61	0.98	0.07
	SYQ2	2	7	5.30	1.15	0.08
	SYQ3	1	7	5.42	1.12	0.08
	SYQ4	3	7	5.64	0.95	0.06
ODC	ODC1	3	7	5.47	1.07	0.07
	ODC2	2	7	5.37	1.10	0.07
	ODC3	2	7	5.71	1.07	0.07
	ODC4	1	7	5.46	1.23	0.08
ODI	ODI1	1	7	5.32	1.19	0.08
	ODI2	1	7	5.14	1.22	0.08
	ODI3	1	7	5.36	1.21	0.08
ODB	ODB1	1	7	5.25	1.19	0.08
	ODB2	2	7	5.34	1.14	0.08
	ODB3	1	7	5.41	1.21	0.08
IQ	IQ1	2	7	5.58	0.94	0.06
	IQ2	2	7	5.35	1.05	0.07
	IQ3	2	7	5.83	1.03	0.07
	IQ4	2	7	5.37	1.17	0.08
SQ	SQ1	2	7	5.52	1.04	0.07
	SQ2	2	7	5.39	1.06	0.07
	SQ3	1	7	5.26	1.26	0.09
	SQ4	2	7	5.47	1.15	0.08

维度	题目编号	极小值	极大值	均值	标准差	标准差系数
TR	TR1	1	7	5.38	1.13	0.08
	TR2	2	7	5.58	0.97	0.07
	TR3	1	7	5.05	1.41	0.10
	TR4	1	7	5.35	1.18	0.08
UI	UI1	2	7	5.98	0.96	0.07
	UI2	3	7	5.97	0.91	0.06
	UI3	3	7	6.08	0.86	0.06

从观测变量的描述性统计结果来看,问卷中所有观测变量题项的极小值位于 1 到 3 之间,而极大值均为 7,说明调查对象对于问卷的答题存在较大差异;从统计均值来看,各观察变量题项的均值最小值和最大值分别是 5.05 和 6.08,说明被调查者对题项的内容基本认可;各项题项的标准差在 1 左右,说明调查对象在各项观察变量的差别也较大,反映了意见具有一定的分散性,从分析可以反映出调研对象的广泛性和多样性。

4.5.2　信度检验分析

在问卷前测的预调研中,已经对预调研数据进行了信度检验,但是正式调研后,随着调研对象增加、样本容量扩大,是否仍能保证调研的可靠性和一致性,还需要进一步的信度检验。正式调研在问卷数据的 Cronbach α 系数基础上,增加组合信度(CR)值来验证变量信度。组合信度(CR)是通过计算因子标准化载荷量来表示变量内部一致性的信度指标,也被称为建构信度[①],学者们目前

---

① 方敏.结构方程模型下的信度检验[J].中国卫生统计,2009, 26(5):524—526.

通常认为 CR 至少≥0.6，才能说明测量题项具有较好的一致性，测量模型内在质量比较合适①。对正式调研收集的问卷数据进行分变量的信度检验结果如表 4-17 所示，数据表明，各变量 Cronbach α 和 CR 系数符合检验要求，说明量表各变量表现出良好的信度，具有较高的一致性，可认为量表通过信度检验。

表 4-17　正式调研信度检验

变量	Cronbach α	CR 系数
PU	0.579	0.763 1
PEU	0.773	0.868 6
SYQ	0.651	0.793 7
ODC	0.739	0.836 0
ODI	0.786	0.875 7
ODB	0.702	0.834 4
IQ	0.673	0.806 1
SQ	0.763	0.850 0
TR	0.76	0.848 9
UI	0.709	0.838 8

4.5.3　效度检验分析

正式调研数据采用平均方差萃取量（AVE）进行效度检验，平均方差萃取量（AVE）反映了相对于测量误差而言潜变量所能解释的方差总量，AVE 数值越大则观测变量被潜在因子解释的程度越高，AVE 的一般标准为＞0.5（即 AVE 平方根＞0.707），并且需

---

① Bagozzi R P, Yi Y. On the evaluation of structural equation models[J]. Journal of the Academy of Marketing Science, 1988, 16(1):74—94.

要 AVE 平方根大于各个因子之间的相关系数[①]。通过表 4-18 可知，各变量的 AVE 平方根数值均大于 0.707，可认为问卷数据收敛效度良好；各变量 AVE 平方根均大于各个因子间相关系数，调研区别效度满足要求。因此，问卷量表同时通过收敛效度和区别效度标准，说明量表通过效度检验。

表 4-18　正式调研效度检验

	IQ	ODC	ODB	ODI	PEU	PU	SQ	SYQ	TR	UI
IQ	**0.766**									
ODC	0.643	**0.800**								
ODB	0.496	0.603	**0.792**							
ODI	0.630	0.645	0.587	**0.837**						
PEU	0.433	0.366	0.429	0.444	**0.829**					
PU	0.495	0.455	0.393	0.396	0.500	**0.822**				
SQ	0.570	0.658	0.703	0.531	0.463	0.417	**0.765**			
SYQ	0.548	0.502	0.592	0.520	0.512	0.467	0.649	**0.758**		
TR	0.546	0.612	0.632	0.734	0.443	0.338	0.631	0.557	**0.784**	
UI	0.596	0.434	0.429	0.438	0.438	0.574	0.510	0.557	0.389	**0.855**

注：矩阵中下三角区域为变量间相关系数，对角线上为变量 AVE 值的平方根

4.5.4　共同方法偏差

由于本研究调研数据主要通过用户自评问卷进行调查，调研过程已经通过增加调研对象来源、匿名问卷、平衡题项顺序等方式

---

① Fornell C, Larcker D F. Evaluating structural equation models with unobservable variables and measurement error[J]. Journal of Marketing Research，1981，18(1)：39—50.

进行控制,但还可能会存在共同方法偏差,需要检验共同方法偏差对调研结果的影响①。因而,对问卷数据使用 Harman 单因素检验进行共同方法偏差检验,经过不旋转的主成分分析结果如表4-19 所示,提取特征根大于 1 的因子共有 8 个(大于 1 个的标准),首因子方差解释为 35.41%,小于 40%,不存在严重的共同方法偏差。

表 4-19　共同方法偏差检验

成份	解释的总方差					
	初始特征值			提取平方和载入		
	合计	方差的%	累积%	合计	方差的%	累积%
1	14.17	35.41	35.41	14.17	35.41	35.41
2	2.48	6.20	41.61	2.48	6.20	41.61
3	1.62	4.04	45.66	1.62	4.04	45.66
4	1.52	3.81	49.47	1.52	3.81	49.47
5	1.18	2.94	52.41	1.18	2.94	52.41
6	1.13	2.84	55.25	1.13	2.84	55.25
7	1.09	2.72	57.97	1.09	2.72	57.97
8	1.04	2.61	60.57	1.04	2.61	60.57
9	0.95	2.38	62.95			
……	……					

4.6　假设检验

结构方程模型是指通过提出潜变量与观测变量之间的一系列

---

① 周浩,龙立荣.共同方法偏差的统计检验与控制方法[J].心理科学进展,2004(6):942—950.

假设构建假设模型,并对其进行验证的实证分析方法①。文中采用基于偏最小二乘法的结构方程模型②,使用 SmartPLS 软件进行对前文提出的理论模型进行验证,结构模型及其假设验证情况如图 4-4 所示。

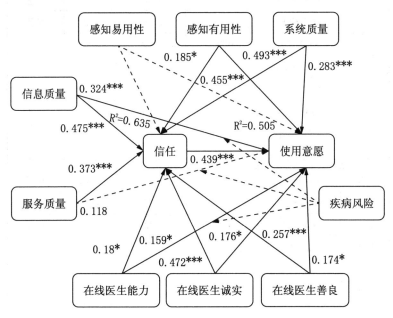

注:* 表示 P<0.05,** 表示 P<0.01,*** 表示 P<0.001

图4-4　结构模型与路径系数图

使用 SmartPLS 软件的 Bootstrapping 运算对结构模型各假设进行显著性检验,检验结果如表 4-20 所示。

①　陈晓萍,徐淑英,樊景立.组织与管理研究的实证方法[M].北京:北京大学出版社,2008:290—291.

②　Hair J F, Ringle C M, Sarstedt M. PLS-SEM: Indeed a silver bullet[J]. Journal of Marketing Theory & Practice, 2011, 19(2):139—152.

表 4-20 模型路径系数和显著性

假设	假设路径	路径系数	T 统计量	P 值	显著性
H1a	PEU→UI	0.088	1.213	0.226	不显著
H1b	PEU→TR	0.097	1.443	0.150	不显著
H2a	PEU→UI	0.088	1.213	0.226	显著
H2b	PU→TR	0.185	2.286	0.023	显著
H3a	SYQ→UI	0.283	3.888	0.000	显著
H3b	SYQ→TR	0.493	7.175	0.000	显著
H4a	ODC→UI	0.342	4.351	0.000	显著
H4b	ODC→TR	0.180	2.490	0.013	显著
H5a	ODI→UI	0.176	2.175	0.030	显著
H5b	ODI→TR	0.472	6.255	0.000	显著
H6a	ODB→UI	0.174	2.147	0.032	显著
H6b	ODB→TR	0.257	3.773	0.000	显著
H7a	IQ→UI	0.475	6.023	0.000	显著
H7b	IQ→TR	0.410	5.950	0.000	显著
H8a	SQ→UI	0.265	3.265	0.001	显著
H8b	SQ→TR	0.373	4.724	0.000	显著
H9	TR→UI	0.439	7.069	0.000	显著

根据结构模型与路径系数图和显著性检验结果可知,本研究提出的 17 条假设中,有 15 条假设通过显著性检验,说明这些假设通过了实证数据的支持,具体的研究假设和检验结果见表 4-21。

表 4-21 研究假设检验结果

序号	研究假设	检验结果
H1a	感知平台易用性对老年用户在线健康社区使用意愿有正向影响	不支持
H1b	感知平台易用性显著影响老年用户信任	不支持

序号	研究假设	检验结果
H2a	感知平台有用性对老年用户在线健康社区使用意愿有正向影响	支持
H2b	感知平台有用性显著影响老年用户信任	支持
H3a	平台质量对老年用户在线健康社区使用意愿有正向影响	支持
H3b	平台质量显著影响老年用户信任	支持
H4a	老年用户感知的在线医生的能力对老年用户在线健康社区使用意愿有正向影响	支持
H4b	老年用户感知的在线医生的能力显著影响老年用户信任	支持
H5a	老年用户感知的在线医生的诚实对老年用户在线健康社区使用意愿有正向影响	支持
H5b	老年用户感知的在线医生的诚实显著影响老年用户信任	支持
H6a	老年用户感知的在线医生的善意对老年用户在线健康社区使用意愿有正向影响	支持
H6b	老年用户感知的在线医生的善意显著影响老年用户信任	支持
H7a	老年用户感知的在线健康社区的信息质量对老年用户在线健康社区使用意愿有正向影响	支持
H7b	老年用户感知的在线健康社区的信息质量显著影响老年用户信任	支持
H8a	老年用户感知的在线健康社区的服务质量对老年用户在线健康社区使用意愿有正向影响	支持
H8b	老年用户感知的在线健康社区的服务质量显著影响老年用户信任	支持
H9	老年用户感知的信任显著影响老年用户在线健康社区使用意愿	支持

4.7 结果讨论

验证结果表明,模型中的假设有 15 个得到了支持,模型较好地解释了老年用户的在线健康社区使用意愿和信任。除了感知易用性对信任和使用意愿的影响没有得到支持外,其他变量对使用意愿和信任的显著性影响都得到了支持。具体阐释如下。

4.7.1　在线健康社区平台特征对使用意愿的影响讨论

在线健康社区平台特征选择了感知有用性、感知易用性和平台质量三个变量,分析它们对使用意愿和信任的影响,从检验结果来看,感知有用性和平台质量对使用意愿的正向影响得到了支持,且两者对老年用户的信任有显著影响,但感知易用性对使用意愿和信任的影响均不显著。

感知有用性和感知易用性对用户使用意愿的影响已经得到许多学者的验证,本研究中老年用户的感知有用性对在线健康社区使用意愿正向影响得到了验证,然而感知易用性对老年用户使用意愿的影响并不显著,但这一点与前期的扎根分析中老年用户对待在线健康社区和手机 APP 的态度比较吻合,在互联网尤其是移动互联网普及的今天,老年用户已经习惯于在日常生活中使用网络进行娱乐、休闲和信息沟通,利用计算机或者手机 APP 搜寻信息、实现信息交互,因此在线健康社区的使用在技术上已经不再是障碍因素;同时也与调研过程中一些老年用户因为罹患疾病影响不能上网不在统计样本中相关。但这与之前学者对老年用户的研究有所不同,刘满成在为老服务网站采纳影响研究中发现,感知易用性对老年用户为老服务网站采纳影响程度明显高于感知有用性的影响程度[1];笔者认为主要原因在于为老服务网站主要属于娱乐、休闲型平台,生理机能导致无法上网的老年用户不会去使用这些网站,而在线健康

---

① 刘满成.老年人采纳为老服务网站影响因素研究[M].北京:经济科学出版社,2013.

社区属于功能型平台,与前者相比,老年用户会更重视在线健康社区的功能性,如果平台可以满足老年用户的医疗健康需求,即使在操作上有一定的难度,他们也会克服困难继续使用在线健康社区。也因为这个原因,感知易用性与老年用户的信任之间也没有显著关系。对在线健康社区供应商来说,应全面剖析老年用户的健康信息和服务需求,为老年用户提供针对性的服务,提高他们对在线健康社区实用性和价值性的感知,有效提升他们的使用意愿。

在线健康社区平台质量对老年用户的信任和使用意愿有显著的正向影响,这说明一个高质量的健康社区平台是提升老年用户信任,并促使其使用的根本。在线健康社区作为一个包含医生、患者和普通用户等多种类型用户的专业社区,对老年用户而言,希望在社区中很方便地咨询问题,并能及时得到回复。笔者主要从响应性、便捷性、稳定性来分析平台质量与老年用户使用意愿之间的关系,鉴于此,在线健康社区平台供应商需要采取措施不断提高社区的平台质量,如要有快速的响应能力、方便的信息展现方式、稳定的不间断服务以及简单的检索方式等,以提高老年用户的在线健康社区参与度。

4.7.2　在线医生特征对使用意愿的影响讨论

医生—患者类型的在线健康社区中在线医生是健康信息和服务的提供者,患者一般利用医生—患者社区寻找适合自己病症的医生进行线上问诊或者转至线下医院诊断,这都决定了患者必须要对医生有足够的信任,本研究中在线医生特征选择了能力、诚实和善意三个变量,分别分析了它们对使用意愿和信任的影响,从检验结果来看,这三个因素对信任的显著影响都得到了支持;同时,三者对使用意愿的直接影响也得到了验证。

在线医生的业务能力的高低、用户对医生服务态度好坏的感知,会影响老年用户对在线健康社区信息和服务质量的感知,影响到他们对诊疗效果的体验。而在线医生的能力、诚实和善意这三个方面特征一般通过在线健康社区对医生职称、学历、从业经历等个人信息的展示,患者对医生评价、医生口碑或者通过医生与患者的交互沟通等方面展示。对在线健康社区平台供应商而言,应尽量引入高职称医生,鼓励在线医生开设个人网站,尽可能完善个人信息,增加信息公开选项。周磊研究了医生头像与患者对医生态度之间的关系,认为医生头像中的形象越阳光积极,医生的在线表现中的业务能力和服务能力越好[①],因而医生的个人信息公开还可以将能展示个人风采的图片上传,有利于提升老年用户的信任度。同时在线健康社区平台还可以通过细化统计数据如回复频次、诊疗次数、推荐热度以及患者评价次数等能够凸显医生能力、诚实和善意的统计选项,更好地为患者评价医生提供数据支持。

4.7.3 产品质量特征对使用意愿的影响讨论

在线健康社区提供的产品是健康信息和在线健康服务,产品特征选取了信息质量和服务质量两个变量,分析对老年用户在线健康社区使用意愿以及信任之间的关系。从检验结果来看,两者对老年用户使用意愿的正向影响得到了验证,而两者对老年用户信任的显著影响也得到了验证支持。

---

① 周磊. 医生在线头像与其在线表现的关系研究[D].哈尔滨:哈尔滨工业大学,2019.

从路径系数来看,信息质量无论是对使用意愿(0.475)还是对信任(0.410)而言,都是较高的,医疗健康信息质量的高低对于老年用户的影响毋庸置疑,这也与扎根分析中的结果一致,访谈中老年用户曾多次提及虚假健康信息的危害,以及他们对健康信息准确性的关注。本研究中信息质量主要从信息来源和信息内容的准确性、完整性、及时性等方面测度,健康信息内容质量对用户的使用意愿和信任有较大影响,健康决策是风险决策行为,老年用户有健康信息和医疗服务需求时,会期望获取真实有效的信息,这样才能降低不确定性,提高医疗决策的效率,而信息来源的质量同样也很重要,当老年用户健康素养较低时,对医疗健康信息的理解会有误差,如果能够判断出健康信息的来源具有权威性,可以在一定程度上帮助老年用户判断健康信息内容的质量。

服务质量对于老年用户使用意愿和信任的影响与信息质量相比,影响力要小一些,但也是一项重要的影响因素,服务质量的高低直接影响到老年用户对诊疗效果的体验,诊疗效果好,会给老年用户带来信任感,使其有继续使用的意愿,如果效果体验很差,就会让老年用户对在线诊疗服务丧失信任,从而放弃使用转向其他医疗服务渠道。本研究对服务质量的评测主要从平台服务的响应性、服务全面性、可接触性和医患用户之间的交互等指标来衡量,由此可以从这些指标出发,对在线健康社区平台建设提出相关建议:重视老年用户的隐私信息保护,保障用户利益不受损;针对老年用户信息需求,丰富平台服务项目和内容拓展老年用户的信息沟通渠道,增强医患用户之间沟通的效率;加快在线健康平台的信息响应速度,改善老年用户的使用体验,保障老年用户的信任度的提升,提高老年用户在线健康社区的使用意愿。

4.7.4 疾病风险调节效应分析

调节效应指的是自变量和因变量的关系受到调节变量的影响而发生强度或者方向的改变[1]，调节效应的实证分析方法一般有回归分析法和多组比较分析法两种[2]。本研究选择的调节变量是疾病风险，在问卷过程调研用户疾病风险分为健康、患慢性病和患其他疾病三类，鉴于疾病风险属于类别变量，所以本研究采用多组比较分析法。由于模型中使用的变量较多，模型构建和运算较为复杂，因此结合第三章扎根分析的结果着重考察疾病风险对 4 组重要关系的调节作用，即医生能力与使用意愿、医生诚实与使用意愿、信息质量与使用意愿、服务质量与使用意愿之间的关系。SmartPLS 软件的多组分析只能对两组进行比较分析，所以将调研数据分成健康组、患慢性病组和患其他疾病组三组数据，两两进行比较分析疾病风险的调节效应，具体结果如表 4-22 所示。

表 4-22　疾病风险调节效应多组分析结果

	健康组			患慢性病组			两组比较	
	路径系数	t 值	p 值	路径系数	t 值	p 值	路径差异	p 值
ODC→UI	0.300	2.907	0.004	0.354	2.792	0.005	0.054	0.639
ODH→UI	0.120	1.025	0.306	0.455	3.566	0.000	0.335	0.976

---

① Baron R M, Kenny D A. The moderator-mediator variable distinction in social psychological research: Conceptual, strategic, and statistical consideration[J]. Journal of Personality and Social Psychology, 1986, 51:1173—1182.

② Homburg C, Giering A. Personal characteristics as moderators of the relationship between customer satisfaction and loyalty-an empirical analysis[J]. Psychology and Marketing, 2001, 18(1):43—66.

	健康组			患慢性病组			两组比较	
	路径系数	t 值	p 值	路径系数	t 值	p 值	路径差异	p 值
IQ→UI	0.499	3.836	0.000	0.556	4.159	0.000	0.057	0.630
SQ→UI	0.218	1.568	0.117	0.264	1.904	0.057	0.046	0.608
	健康组			患其他疾病组			两组比较	
	路径系数	t 值	p 值	路径系数	t 值	p 值	路径差异	p 值
ODC→UI	0.300	2.936	0.003	−0.557	0.717	0.474	0.857	0.110
ODH→UI	0.120	1.003	0.316	0.542	0.879	0.380	0.423	0.762
IQ→UI	0.499	4.115	0.000	−0.636	0.882	0.378	1.135	0.071
SQ→UI	0.218	1.651	0.099	−0.338	0.544	0.587	0.557	0.185
	患其他疾病组			患慢性病组			两组比较	
	路径系数	t 值	p 值	路径系数	t 值	p 值	路径差异	p 值
ODC→UI	−0.557	0.662	0.508	0.354	2.746	0.006	0.912	0.900
ODH→UI	0.542	0.837	0.403	0.455	3.208	0.001	0.088	0.402
IQ→UI	−0.636	0.935	0.350	0.556	4.156	0.000	1.192	0.955
SQ→UI	−0.338	0.503	0.615	0.264	1.841	0.066	0.603	0.814

从表中数据可以看出,医生能力与使用意愿、医生诚实与使用意愿、信息质量与使用意愿、服务质量与使用意愿这 4 组关系在健康组、患慢性病组、患其他疾病组两两比较中差异并不显著,说明各组调研对象对这 4 组关系的看法没有较为显著的区别,可以得出疾病风险调节作用不明显这一结论。这与之前学者研究认为疾病风险较高的用户会对在线医生能力产生影响的结论并不一致[①],笔者认为可能原因在于本研究样本中健康状况良好的比例

---

① 曾宇颖,郭道猛.基于信任视角的在线健康社区患者择医行为研究——以好大夫在线为例[J].情报理论与实践,2018,41(9):96—101＋113.

占一半以上(56.5%),有疾病的老年用户中患慢性疾病为多数,而慢性病患者对诊疗效果关注度较小,一般更倾向于了解日常家庭护理,注重保健类知识的收集,所以对医生的个人信息敏感度不高,所以导致疾病风险类别的调节效用不明显。同时也可以说明调研问题设置的一致性和可靠性程度比较高,调研对象对研究问题的理解较为一致。

4.8 本章小结

本章主要涉及到老年用户在线健康社区使用意愿影响因素模型的构建及检验,通过文献研究和扎根分析,为模型的影响因素的梳理找到理论和现实支持。从扎根分析的结果可以看出,在线健康社区平台的特征、在线医生的特征以及平台信息质量和服务质量会对老年用户的使用意愿产生影响,而信任是老年用户使用在线健康社区的前提条件,而老年用户对在线健康社区产生信任危机主要源于三个方面,平台、在线医生以及健康信息与服务,基于老年用户信任危机和信任理论基础建构本研究的概念模型。模型包括三方面影响因素:在线健康社区平台、在线医生及产品,而信任为中介变量;明确了模型中变量的定义,根据已有研究和本研究内容对变量之间的关系提出了研究假设;从变量的测量入手,进行了问卷设计、问卷调研和数据分析,对老年用户在线健康社区使用意愿假设模型进行了验证,从结构模型来看,最终 17 条假设中 15条通过了验证,证实了感知有用性、平台特征、医生能力、诚实、善意、信息质量、服务质量与老年用户使用意愿之间的关系,也验证了这些变量对老年用户信任的影响，而疾病风险的调节作用没有得到证实，主要原因可能在于样本不具有疾病风险的差异性。可以说，本研究的概念模型对于解释老年用户在线健康社区的使用意愿有较好的适用性。

第五章　在线健康社区老年用户
信任提升研究

　　从上一章的实证研究可以看出,信任对老年用户在线健康社区使用意愿有显著性影响,且信任作为中介变量正向影响老年用户的使用意愿,系统平台特征、在线医生特征和产品特征作为信任前因,对信任产生显著影响。本章将探讨如何提升老年用户对在线健康社区的信任,以进一步促进老年用户在线健康社区使用意愿。主要思路如下:根据上一章实证分析的结果结合相关文献进行在线健康社区平台信任功能设计;利用案例分析法对提出的平台信任框架设计进行验证;根据分析结果对平台供应商、在线医生和老年用户提出信任提升的建议。

5.1　在线健康社区平台信任功能设计

5.1.1　设计理念

　　信息系统领域两大界限分明的研究范式是行为学和设计学,两者之间有很强的互补性①。行为学主要源于自然科学研究方

---

　　① March S T, Smith G. Design and natural science research on information technology[J]. Decision Support Systems, 1995, 15(4):251—266.

法,通过建立、验证相关理论,用来解释、预测信息系统的分析、设计、执行、管理和使用过程中发生的组织及人的行为模式和现象①。行为学相关理论强化了组织、技术与人之间的互动关系,使研究者们通过用户对信息系统的采纳、应用,有效提高了管理水平和组织绩效。行为学的研究结论会在很大程度上影响着信息系统的设计策略方案,与此同时,行为学也会被信息系统的设计过程迭代影响。设计学则来源于工程研究领域,主要目的是以问题驱动来解决现实存在的问题,通过评价、改进并创造新的信息技术构件来提高信息系统的分析、设计、管理和应用能力,有效拓展了人与组织的能力边界②。这些构件的形成是以行为学相关核心理论在研究者实践问题解决过程中的应用、改进及延伸。行为学范式主要解决问题"是什么""为什么",而设计学范式更关注"怎么做""好不好"等。信息系统领域中这两种研究范式呈现出既独立、又互补的关系③,如图 5-1 所示:

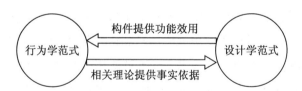

图 5-1　两种研究范式的互动关系

---

① Bariff M I, Vinzberg M J. MIS and the behavioral sciences: Research patterns and prescriptions [J]. The Data Base for Advances in Information Systems, 1982, 14(1):19—26.

② Denning P J. A new social contract for research[J]. Communications of the ACM, 1997, 40(2):132—134.

③ 赵宇翔.社会化媒体中用户生成内容的动因与激励设计研究[D].南京:南京大学,2011.

本研究前期扎根理论和实证研究使用了行为学范式,以下将遵循设计学范式,通过对在线健康社区平台相关构件的设计,实现使用意愿中各变量对老年用户信任度的正向影响。

5.1.2 老年用户在线健康社区信任功能框架

上一章已经证实在线健康社区平台特征、在线医生特征以及产品特征对信任的显著影响。因此可以从提高在线健康社区产品和服务对老年用户的有用性、提高产品质量、提升老年用户对在线医生能力、诚实和善意的感知几个角度进行老年用户对在线健康社区的信任功能设计。而这几个角度都可以通过对在线健康社区平台进行合理规划设计完成,原因在于以下几点:(1)在线健康社区平台将医生、用户和信息及服务有效集合在一起,平台本身的质量好坏会对这三者产生较大的影响;(2)老年用户使用在线健康社区是为了查询信息、使用医疗服务,在线医生作为提供健康信息和医疗服务的主体,其能力的高低决定了健康信息和服务质量,因此,平台对在线医生的资质审核和认证过程必须要严谨可靠;(3)老年用户在使用健康信息和医疗服务的过程中要利用在线健康社区平台的交互界面,如果使用过程中产生的问题和纠纷也要由平台负责协商解决,那么就需要必要的协商机制的建立。

综上,本章中在线健康社区信任功能主要从平台建设的角度进行设计,从平台交互界面、信息公开、质量保障措施、制度机制四个方面进行。

(1)平台交互界面

上一章中虽然感知易用性对老年用户在线健康社区使用意愿

的假设没有得到验证,原因可能在于样本的有限性。但老年用户随着年龄的增长,认知能力、生理能力如视力、听力等逐步下降,网络操作能力会逐渐弱化,因而设计适合老年用户交互界面的网站是非常必要的。在线健康社区中老年用户与在线医生的交互主要依赖于平台界面,缺乏用户与医生的面对面交谈时的微表情和肢体语言的交互,也缺少实体医院的外观、内在设置的认知,这也需要设计符合老年用户的生理和心理特点的交互界面。

　　在线健康社区平台设计时应关注易用性、规范性和美观性等特点,遵循简化操作任务、布局重点突出、色彩规划合理、图文设置条理清晰几个原则。老年用户肢体灵活性的降低需要设计时尽量简化操作任务,强调基本的任务功能,尽量减少或弱化附加功能[①],在版面设计时可整版设计,少用或不用鼠标来拖动滚动条;多使用清单和列表的信息表达方式,使操作尽量满足便捷性[②]。设置主动引导功能,时刻为老年用户解决操作困惑,让其对操作结果和目的有正确的心理预期[③];老年用户视觉区域会变小,设计时应将最重要的内容放在窗口中心附近,用突出的颜色和较大的字体表现,避免将重要内容放在页面的下端或页面右边[④];避免使用弹跳窗口、浮动的窗口以及频繁闪烁的动态内容等,适当加大文字和图片的尺寸,还可通过提高界面的视认性及操作效率的方式改

　　① 刘满成.老年人采纳为老服务网站影响因素研究[M].北京:经济科学出版社,2013.

　　② 尹雄.以老年用户为中心的网站界面(UI)设计探析[J].艺术科技,2013,26(4):58—59.

　　③ 许晓云,熊伟,杨爱慧.面向老年人群的新媒体网站设计研究[J].设计,2016(20):134—135.

　　④ Garrett J. Elements of user experience, the user-centered design for the web[J]. Interactions, 2011, 10(5):49—51.

善老年用户视觉衰退的问题①。老年用户界面，最好不要超过 3 到 5 种颜色，且需用色彩保持版面的一致性；使用图像代替文字，减少老年用户的记忆负担。

（2）信息公开

人们对未知事物会产生恐惧感，这会加重人们的危机感，从而降低人对该事物的信任感。因此，通过公开信息，增强信息的透明度，让用户对事物有了解渠道，增强其可知性是提高用户信任度的有效方法②。适度的信息公开可以提高老年用户对在线健康社区平台能力、诚实和善意的感知。研究表明，信息透明度和平台服务质量对于建立消费者的信任来说非常重要③，人机交互领域的研究同样表明，信息的透明度可以影响用户的信任度④，因而在线健康社区平台应重视公开一些用户比较关注的信息。

平台需要公开哪些信息可以遵循由外部监管机构或有影响力的机构制定的标准，也可以根据在线健康社区平台自身实际情况选择公开。有关信息公开的标准在国外经常被称为"透明度标准（Transparency Standards）"，且许多监管健康网站的机构已经设定了具体的公开内容，如德国 Afqis 为保障网络健康信息质量，提

---

① 姜晨，李永锋.面向用户体验的老年人智能手机界面设计[J].艺术与设计（理论），2014，2（12）：57—59.

② 魏可心，潘红.共享经济背景下共享平台与消费者信任形成机制[J].中国市场，2018（16）：136—137.

③ Nilashi M, Jannach D, Ibrahim O B, et al. Recommendation, transparency, and website quality for trust-building in recommendation agents[J]. Electronic Commerce Research and Applications, 2016, 19(9):70—84.

④ Sanders T L, Wixon T, Schafer K E, et al. The influence of modality and transparency on trust in human-robot interaction[C]//IEEE International Inter-disciplinary Conference on Cognitive Methods in Situation Awareness & Decision Support. IEEE, 2014.

出的信息透明度标准主要包括公开平台的提供者以及建设的目的和目标；健康信息的来源及提供者信息；用户数据使用方向和方法；健康信息与广告是否分离；融资赞助等合作者的情况等①。美国评级审查机构 NewsGuard 针对健康网站发布了九个信誉和透明度标准，主要内容为：不会重复发布虚假内容；负责任地收集和呈现信息；定期纠正或澄清错误；负责任地处理新闻和观点之间的差异；避免欺骗性的头条新闻；网站披露所有权和融资企业；清楚地标记广告；显示平台负责人及可能的利益相关者、提供内容创建者的姓名、联系方式或平台发展历程等信息。这些标准可以转变为精确而详细的指导方针，有利于提升用户对在线健康社区的信任度。在线健康社区平台可以采用声明或其他方式选择公开自己的相关信息，能充分展示平台经营的能力，提升在线健康社区用户信任度。但国内还没有相关机构出台健康网站的信息公开项目。

（3）质量保障措施

质量保障措施是保证在线健康社区上信息内容质量及维护医生服务效果的重要手段，信息质量和医疗服务效果是强化老年用户感知信任的重要因素。在线健康社区信息内容质量主要由准确性、完整性、及时性、可信性、可读性、可访问性等构成②，尤其是准确性，与用户的健康息息相关，医疗效果的高低对老年用户的身体健康至关重要，而老年用户由于认知水平和健康素养等因素，很难

①　Ebner W, Leimeister J M, Krcmar H. Trust in virtual healthcare communities: design and implementation of trust-Enabling functionalities[C]//Hawaii International Conference on System Sciences. IEEE Computer Society, 2004.

②　Eysenbach G, Powell J, Kuss O, et al. Empirical studies assessing the quality of health information for consumers on the world wide web: a systematic review[J]. JAMA, 2002, 287(20):2691—2700.

准确把握在线健康信息的质量，做出有效的医疗决策。平台必须采用有效的手段保障信息质量并能帮助老年用户识别医生服务效果。可采用的手段有用户评价、标注信息来源、专家监控以及第三方认证等方式。

健康信息的用户评价是依据预先设定的评价指标系统对信息进行评估，从而判断信息的质量，对用户的健康素养要求较高，且需要花费较多的时间成本，但对于纠正错误的健康信息却非常有效，这是许多患者—患者在线健康社区常用的方式。针对医疗服务的用户评价可有多种方式，可以直接发表文字评论，也可通过平台给用户提供工具和软件，用来对信息和服务提供方进行标记、评论、评级等，累积、传播服务提供方过往的交易行为及业绩信息。如让用户在平台上标记内容，显示位置提高特定健康信息的可信度①；采用感谢信、礼物、患者评价、星级评价等形式对在线医生进行职位评级②；或者使用"非常有帮助""有帮助""有点帮助""无用"等。评价的说服力取决于用户的评估数量的多少和评价结果。用户评价能让老年用户通过社区中其他用户分享的信息和经验来获取服务提供方的口碑，提升对社区平台的信任度，用户的评价数量达到一定的体量，且正向评价越多，老年用户就越有可能信任这种积极反馈的价值③。

---

① Laura O, Wathen C N, Charnaw-Burger J, et al. The use of tags and tag clouds to discern credible content in online health message forums[J]. International Journal of Medical Informatics, 2012, 81(1):36—44.

② Smith D, Menon S, Sivakumar K. Online peer and editorial recommendations, trust, and choice in virtual markets[J]. Journal of Interactive Marketing, 2010, 19(3): 15—37.

③ Galla M. Social relationship management in Internet-based communication and shared information spaces[D]. Technical University of Munich, 2004.

明确信息来源,根据信息源是否专业权威也是保障健康信息质量的有效手段;除此之外,还可以利用专家监控或第三方认证方式,保障在线论坛和社区信息的可信度①。专家监督确保健康信息的表述不会产生错误,确保用户获得准确的健康信息;第三方认证主要由非盈利机构制定出标准,通过标准工作程序对网站信息进行监测,通过质量认证的网站可在网页上显示质量和认证标签②。

(4) 制度机制建设

有效的平台制度机制是平台能力、诚实和善意的体现,可以在保障医疗服务顺利进行的同时,提高在线健康社区的声誉,进而提高老年用户的信任度。老年用户使用在线健康社区会因信息弱势引发在线医生信任危机,以及隐私泄露、服务纠纷以及经济风险,要提升老年用户的信任度和使用意愿,势必需要采取相应措施降低老年用户的感知风险,建立完善的处理机制,做好预测风险、处理风险的预案和措施,促使老年用户建立起对在线健康社区的安全感③。制度是由平台或者第三方建立并实施的承诺、法规、担保、法律资源或其他程序,用以保障平台交易发生④。根据老年用户在线健康社区使用的过程和特点,平台制度应包括技术支持、审

① Nick M, Julian S, Mauricio F, et al. Credibility of information in online communities[J]. Journal of Strategic Marketing, 2015, 23(3):238—253.

② 孙丽,曹锦丹.国外网络健康信息质量评价系统的应用现状及启示[J].医学与社会,2011, 24(7):15—17.

③ 魏可心,潘红.共享经济背景下共享平台与消费者信任形成机制[J].中国市场, 2018(16):136—137.

④ Zucker L G. Production of trust: institutional sources of economic structure[J]. Research in Organizational Behavior, 1986, 8(2):53—111.

核、隐私保证、安全担保、信息披露、审核制度等①，可归纳为技术支持制度、反馈制度、审核与认证制度、隐私与安全保障制度以及争议解决制度②五种类型。

技术支持是指当老年用户在平台上遇到任何技术问题时，可以得到平台的培训，尤其是刚登录平台的新成员，这样可以让老年用户使用平台更有信心，从而提升对平台的信任。也可以设置必要的提醒，如当新用户注册时，提醒其该社区是公开的，建议他们采用合理的方式避免隐私信息的公开。**反馈制度**是为了让平台更好地为用户服务，从而设立由用户对平台服务进行评价甚至投诉、批评以及建议的制度。利用反馈机制，可以更好地分析和了解用户需求，由产品负责人根据平台的实际情况去针对性处理，有效推动后续产品和服务的改进。**审核与认证制度**是一种健全的结构保证的信号③以及良好声誉的代名词④，主要是指在线健康社区对服务提供方，即在线医生进行审核与认证的制度。审核和认证的内容包括医生的执业资质、个人信息、从医经历以及在线医生或患者发布的健康信息以及评价等。审核与认证制度可以使用户感知到在线医生履行服务的能力信息的可靠程度。平台对用户尤其是在线医生采取实名认证、信用评级等措施，能提升老年用户的信任

①　Keetels L. Collaborative consumption: The influence of trust on sustainable peer-to-peer product-service systems[D]. Utrecht University, 2013.

②　贺明华,梁晓蓓.共享平台制度机制能促进消费者持续共享意愿吗? ——共享平台制度信任的影响机理[J].财经论丛,2018(8):75—84.

③　Zucker L G. Production of trust: Institutional sources of economic structure, 1840—1920[J]. Research in Organizational Behavior, 1986, 8(2):53—111.

④　Pavlou PA. Institution-based trust in interorganizational exchange relationships: The role of online B2B marketplaces on trust formation[J]. Journal of Strategic Information Systems, 2002, 11(3):215—243.

度,防范医疗风险的发生。在线健康平台老年用户在注册时可以向其提供必填及可选信息,当社区用户在上传健康信息或提出问题时,则用户名称可以显示为超链接,通过单击超链接,获取用户配置文件,同时用户配置文件中包含的信息还可以用作联系人搜索服务。而用户的权限设计是管理后台的重要功能,能有效提高系统安全性,减少误操作以及数据泄露等风险的发生。在线健康社区中的访问权限设定要根据在线健康社区内各种功能的可访问性和成员的状态进行分配,用户有权决定其在线健康社区中需要展示的信息的程度。**隐私与安全保障制度**用来保障用户的隐私信息免受不正当或非法使用的风险以及保障用户在平台上的交易安全。用户对于隐私及安全交易的关注决定了其对在线健康社区平台的信任程度。电子商务领域相关研究已经证明,平台制定隐私政策可以赢得用户信任[1],有效抑制用户的隐私风险[2]。平台可以制定相应的隐私制度,保障用户的个人信息不会被滥用,引入第三方支付保障用户的经济安全。**平台争议解决制度**用来解决在线健康社区服务过程中发生的纠纷和争议的制度[3]。在用户与在线医生或平台之间发生争议的时候,平台必须基于争议解决机制处理用户与在线医生之间的问题,使双方都能对在线健康社区平台的能力充满信心。

---

① Pan Y, Zinkhan G M. Exploring the impact of online privacy disclosures on consumer trust[J]. Journal of Retailing, 2006, 82(4):331—338.

② Pavlou P A. Evidence of the effect of trust building technology in electronic markets: price premiums and buyer behavior[J]. MIS Quarterly, 2002, 26(3):243—268.

③ 贺明华,梁晓蓓.共享平台制度机制能促进消费者持续共享意愿吗?——共享平台制度信任的影响机理[J].财经论丛,2018(8):75—84.

根据以上分析,构建出老年用户在线健康社区信任功能框架,具体见图 5-2。

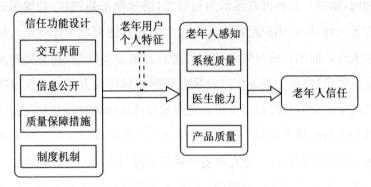

图 5-2　在线健康社区信任功能框架

5.2　框架验证

本章采用案例研究(case study)方法对在线健康社区功能框架的适用性进行理论验证。案例研究方法是社会科学研究中一种定性研究方法,适用于解决"How"和"Why"的过程类的研究问题[1],可应用于理论构建或者用于理论验证。本研究采用多案例分析验证现有成熟在线健康社区与建构的信任功能框架的适用度,比较理论框架与现实应用之间是否有差距,并加以修正。

5.2.1　案例选择

本研究选择国内外 4 个成熟在线健康社区作为样本案例,选

---

① Yin R K. Case study research: design and methods[M]. Beverly Hills, CA: Sage Publications, 1994.

择国外在线健康社区的目的是希望与国内在线健康社区平台的信任功能设计做比较,找寻国内在线健康社区平台有没有可以借鉴或者规避的因素。因为目前具有影响力的在线健康社区并没有专门针对老年用户,故选择案例时遵循两条原则:(1)样本案例具有行业代表性和典型性,平台服务和管理比较成熟,且目前运行良好;(2)样本案例平台注册用户较多,使用平台信息和服务的用户有一定的体量,影响力大,能够充分证明平台用户对该社区平台的信任。根据这两条原则,最终选取了国外的"PatientsLikeMe""Everyday Health"、国内的"好大夫在线""春雨医生"四个在线健康社区平台,以下是平台的基本情况介绍。

"PatientsLikeMe"(https://www.patientslikeme.com)是国际性在线健康社区,其成员超过13个国家,会员以患者为主,还包括医护人员、专业研究人员和其他用户;成员通过社区在线提问、分享和交流,涉及病种超过2 800种,提供病例数据分析与研究,可以为世界各地的患者提供相似病例搜索和相关治疗的服务网站。"Everyday Health"(https://www.everydayhealth.com)是由美国医疗专家团队组成健康咨询委员会和专业健康记者与患者共同形成的在线健康社区,专家团队和记者团提供专业健康信息并回答患者提出的问题,为患者提供症状、病因、诊断和诊疗方案的指导,患者可在社区中共享个人经历和健康观点与咨询健康问题。该社区可提供一些实用性工具帮助患者进行症状检查、药物查询等功能,为用户提供膳食计划表、食谱等帮助患者做出健康生活决策。该社区有7 000万会员注册,月活跃用户有4 400万。

"好大夫在线"（https：//www.haodf.com）是国内著名的医生—患者社区，创立于 2006 年，截至 2021 年 7 月，好大夫在线收录全国近 1 万家正规医院 79 万余位医生信息。其中，超过 24 万名医生在平台上注册，在这些活跃医生中，三甲医院的医生比例占到 73％，好大夫在线已累计服务超过 7 200 万名患者。"春雨医生"（https：//www.chunyuyisheng.com）成立于 2011 年，提供在线问诊、空中医院、私人医生、开放平台和互联网诊疗平台等医疗健康服务。截至 2020 年底，春雨医生已积累 1.4 亿用户，超过 63 万公立医院执业医师入驻平台，累计服务患者超 4 亿人次，积累了 3 亿多的健康档案数据，客户满意度达到 98％。

从上面的简介可以看出，国外在线健康社区服务以患者问询健康信息为主，没有像国内一样提供医疗服务，而国内在线健康社区除了提供医疗健康、药物信息外，目前更主要的是发展在线医疗服务。

5.2.2　数据收集与分析

Yin(1994)提出案例研究中利用三角证据法（Triangulation）收集数据，可以避免因偏见影响最终结果，三角证据强调采用多种手段对同一事件进行研究，汇集多种数据源并将之相互验证来确认新的发现以解决研究构念效度问题。因此，为提高本研究的信度和效度，数据收集不仅通过检索平台网站获取一手资料，同时还搜寻了丰富的二手资料，涵盖媒体报道、学术论文、研究报告、会议文献等，使文本资料具有较高的可信度。

根据信任功能框架要素，结合从四个在线健康社区的**网页版界面**收集到的一手资料和各种渠道获取的二手资料，从平台交互界面、信息公开、质量保障措施、制度机制四方面调查了四个平台的信任功能实现情况，具体的结果如表 5-1 所示：

表 5-1　样本案例信任功能实现情况

要素	PatientsLikeMe	Everyday Health	好大夫在线	春雨医生
平台交互界面	整版设计，操作简单；下拉菜单，不需录入文字，分类简单，仅四项，重点突出；色彩简单，版面一致；字号较大	任务界面简便，易于操作，且操作错误有提示可以帮助解决；页面布局简单清晰、搜索框页面突出；色彩和谐；图文并茂	登录简单，可手机号码直接操作；搜索任务操作比较复杂；版面比较密集；字号较小	注册简单，可第三方登录；操作相对简便；布局重点突出；色彩对比清晰；图文设置，字号小
信息公开	公开了社区创建的历程；明确社区的使命；核心价值观"患者至上"；公布了平台的盈利模式；公开与 FDA 的合作关系；研究机构、研究成果	公开网站建设目标、愿景、企业状况；建立了透明度和客观性标准；公开健康信息编辑团队成员以及认证专家信息、赞助商信息	公司资质和介绍，平台的发展历程；公开了合作伙伴名单和链接	公司情况；明确网站使命、愿景和核心价值观，"公司动态"公开公司的重要活动
质量保障措施	信息有来源；健康信息用户相互纠错；平台管理员全程监控	提供健康信息来源或引用来源；专业人员复核；有误的信息发布更正声明	信息有源头；平台管理员监控患者信息；通过心意礼物、感谢信等；在线医生的服务数量统计	健康知识注明时间、信息来源；患者心意墙；有同行评价统计数据
制度机制	联系我们隐私协议用户协议开放性政策	反馈政策内容编辑政策使用条款隐私政策无障碍声明	意见和建议联系我们内容管理声明/版权隐私保护政策服务条款随访服务条款	联系我们

从表中可以看出国内外在线健康社区平台在信任机制的建构上采取了较多措施，国内在线健康社区平台与国外平台相比有较

大差异,下面将从四方面对几个网站的信任机制建构进行阐释和对比。

交互界面。从这四个平台来看,PatientsLikeMe 设计最为简单,登录页面、检索页面非常简洁舒适,仅有病人、病症、治疗方法和症状四个分类页面,采用整版设计,可直接点击选择下拉菜单,

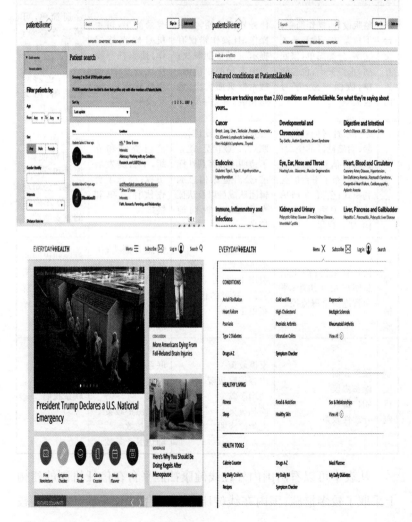

不需要太多文字录入，易于操作，针对患者的病情，利用软件形成并提供可视化的病情追踪系统和标准化的检测系统，易于分析和适合老年用户使用；其次是 Everyday Health，页面设置也相对较为简单，图文结合，搜索界面很显著，容易操作，在注册时操作错误有提醒错误原因，易于解决遇到的问题；PatientsLikeMe 以及 Everyday Health 在用户设置感兴趣的主题后，会根据用户需求推送相关信息，且 Everyday Health 可以将最新的新闻进展和主题推送到用户邮箱。

好大夫在线和春雨医生平台的页面设置相对比较复杂，对于老年用户而言，比较繁杂，很难在认知中形成清晰的网站地图，尤其是好大夫在线，页面设置比较繁杂，字号较小，这样的设置对希望使用平台的老年用户来说，想要找到自己想要的内容要花费较

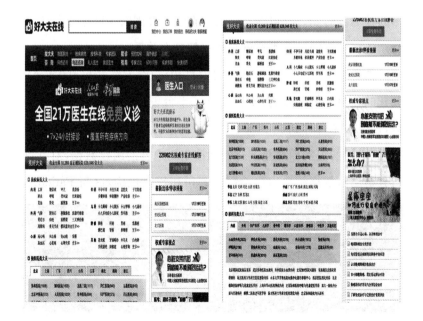

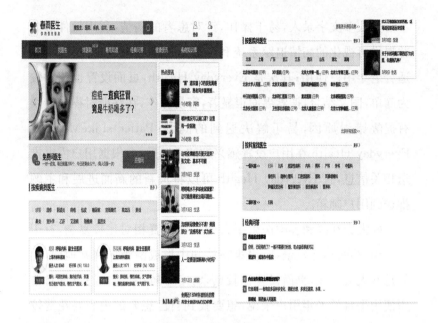

多的精力和时间。这可能与好大夫在线及春雨医生两个平台希望受众能根据不同的分类查询到相关信息有关系。

信息公开。国外平台公开的项目相对比较多，PatientsLikeMe公开的项目数是最多的，不仅公开了平台创建的历程、使命、价值观，还公布了合作机构和平台的盈利模式，明确说明拒绝广告服务，其主要的盈利模式是通过网站搜集用户群的医疗数据，对其进行分析后将数据结果出售给制药公司和研究机构，这与 Patients-

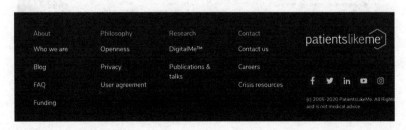

LikeMe 一直推行的"信息公开"和"信息共享"理念有一定的关系，PatientsLikeMe 鼓励患者尽可能从医疗结构获取完整的医疗信息，保障平台的数据更精确完整，而患者数据越详尽可靠，就越能为平台带来更多的利益，同样，平台对自身的数据也要做到透明度尽可能高。

Everyday Health 采用评级审查机构 NewsGuard 的九个信誉和透明度标准（具体见上节），并获得绿色评级，表示网站遵循了健康信息准确性和责任制的基本标准；此外平台公布了网站的建设目标、愿景等，并公开了医学记者团队和医疗专家团队人员的详细信息，保证了健康信息的源头可信度。

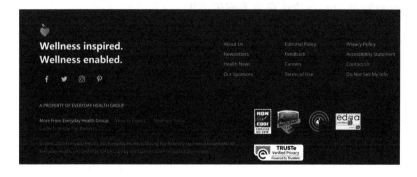

与国外平台相比，国内平台在信息公开项目方面做得不够，一般公开平台投资公司以及合作方的资质及发展历程，展示了平台设置的目标和目的，但对平台的盈利模式、广告标记等患者比较关注的问题很少提及，好大夫在线说明了用户数据的使用方向，虽然在新闻报道中提到摒弃广告服务，为保障服务质量，只收录公立医院，在网站平台中未作相关说明。

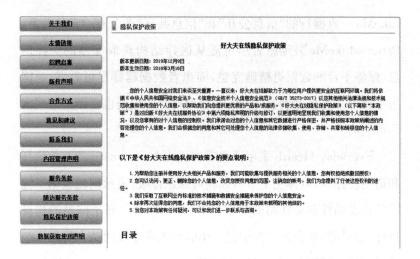

春雨医生公开了企业文化和服务项目。这可能与国内外网络平台所处的宏观政策环境不同的原因。

信息质量保障措施。PatientsLikeMe 是由患者共享自己的疾病诊疗过程,发布患者的病情信息和药物信息等,由平台软件形成可视化图表进行分析,可以为其他患者提供病症诊疗建议,其信息质量保障主要通过其他患者用户的监督评价,患者发布的信息可以查找到信息源;Everyday Health 由医疗专家团队以及专业记者组成的编辑团队发布健康信息,主要话题包括健康主题、养生、食物与饮食、药物、健康快讯、健康新闻等,信息的发布有专业医疗人员审核,并将新闻编辑者和审核者的信息标识出来,发现信息有误,在修改时会保留修改痕迹。国内平台的健康信息则由注册医生发布,好大夫在线和春雨医生都是医生—患者平台,医生在通过资质审核后,其专业性毋庸置疑,针对这点,平台对信息质量的保障措施主要是对健康信息进行来源标注以及设置用户评价。由此可知,四个平台都实现了健康信息来源的标识,能够查询到健康信息的发布者。

健康信息的质量还包括信息的及时性,Everyday Health 的健康新闻每日更新,并且关注国内外与健康攸关的事件,同时,每天会给用户的邮箱推送用户关注的健康方面的资讯和新闻。在线健

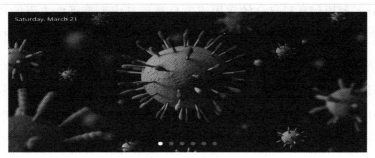

康社区是一个典型的低频应用网站,但一旦用户有需求时,又会变成高频、高粘性甚至需要深度服务应用网站①,如何将用户留在在线健康社区,保持高粘性也是平台需要考虑的因素。与 Everyday Health 相比,国内平台在信息更新上比较缓慢,好大夫在线的健康信息更新速度主要依赖于在线医生,医生的职业和专业又限制了他们的信息更新速度;至于春雨医生,笔者在 2020 年 3 月份检索春雨医生网站时,其首页的图片信息显示日期为"8 月 6 日",未标注年份,可见,该页面信息已经长期没有更新了。

而用户评价的方式各有区别,国外平台的用户评价主要是表达对健康信息对自己的效用或者是对信息内容准确性方面的评价,与国外在线健康社区平台只重视健康信息内容的有效性不同,国内在线健康社区除了对健康信息的内容进行评价外,最重要的还是对在线医生的在线医疗服务效果进行评价。如好大夫在线采用心意礼物、感谢信等方式让患者对医生的服务进行评价;春雨医生也设置了用户心意表达对医生服务效用的认可,春雨医生还设置了同行评价方式。平台利用软件统计在线医生发布信息和服务的次数,对在线医生的资质根据服务的次数和质量给予统计打分,如好大夫在线对于医生会根据用户对医生的服务状况的投票数量和结果从综合推荐热度和在线服务满意度方面基于打分,统计在线医生个人网站访问量、日访问量、发布的文章数、患者数量以及感谢信和心意礼物的数量。春雨医生也对在线医生的服务人次、好评率、同行认可以及患者心意进行了统计,这些数据都可以作为

---

① 逃离 Native App 好大夫的数据带来的警示[EB/OL]. (2016-12-01)[2020-03-21] https://baike.baidu.com/tashuo/browse/content?id=6797281051e6b21d5963cbff.

患者进行医疗决策时的决策依据。这是国内外在线社区平台的设置目标不同所致,国内在线健康社区不仅提供健康信息支持,最重要是帮助患者选择合适的医生诊疗,所以对医生的服务评价方面的关注较多。

制度建设。可以看出,目前在线健康社区平台还是比较重视制度建设,主要关注用户隐私保护、用户行为规范以及用户反馈。**反馈制度**相对比较完善,四个平台都设置了通讯方式,Everyday Health 和好大夫在线还设定了专门的意见与反馈栏目,收集用户对平台的各项服务的评论和建议;四个平台都制定了详细的用户协议(使用条款),详细说明用户的权限和行为规则,也说明平台不承担责任的范围,在一定程度上也属于平台**争议与解决制度**的范畴。但是春雨医生的用户协议条款中更多规定了患者用户需要遵守的规范,平台对提供的信息不承诺和保证其真实性、科学性和严肃性等。除春雨医生外,其他三个平台都有用户**隐私协议**主要说明用户保护私人信息的权利和方法,以及平台会使用用户的数据范围和方式,如 PatientsLikeMe 用户可以选择将自己的信息设置为公开或隐藏,Everyday Health 的用户可以选择是否为利益出卖自己的信息,有相应的选择权限;好大夫在线则提出除非征得用户同意,否则不会利用用户信息,从而保障了用户的隐私权限。**技术支持制度**方面,Everyday Health 在平台使用过程中,如果用户有错误操作,会有相关提醒,并制定了无障碍声明,可以帮助特殊人群使用网站平台,其他平台没有相关措施。**审核与认证制度**主要是用于医生—患者平台,好大夫在线在内容管理声明中规定了医生注册的相关事项,并建立了随访服务条款,在线医生不仅要通过医师的从业资格证审查,平台还会向医生所在医院、科室通过电话进行核实等;但春雨医生平台上的在线医生有认证标志,没有找到医生资格审核认证的详细信息;Everyday Health 主要通过公开专家团队每个人信息的方式证明团队人员资格和专业性。

除了上文提到的这五项政策外,在线健康社区平台还建立了其他的制度,如 Everyday Health 有自己的编辑政策,说明健康信息的建立过程;好大夫在线有自己的版权声明和在线数据获取使用声明。

5.2.3 理论框架验证结果分析

从收集到的数据结果可以看出,笔者提出的在线健康社区平台信任功能框架中四个要素在四个在线健康社区平台建设中都有涉及,从国内外在线健康社区信任功能设计对比结果来看,国内外在线健康社区平台侧重点有所不同。国内平台在质量保障机制中用户评价机制做得比较好,但在健康信息及时性、平台交互界面和信息公开方面与国外平台还有差距。而国内在线健康社区平台在信任功能设置尤其是针对老年用户的设计上与国外平台相比还有提升的范围,主要体现在:

(1)平台交互界面对老年用户的适用性有待提高

样本在线健康社区平台的交互界面对老年用户而言,使用较为不便,虽然平台设计不是主要面向老年用户,但一个设置美观、简洁的页面不仅可以使用户操作方便,也可以给用户心理上带来舒适感。

(2)信息公开项目范围有待扩展

与国外平台相比,国内在线健康社区在信息公开项目范围上明显较少,尤其是与用户利益切实相关的部分,做得还不完善。在此以广告为例,老年用户比较担心网络健康信息有广告倾向,平台可以将健康信息和广告信息区分,并明确告知;公开平台的盈利模式,让用户知晓平台的收入来源并不是广告服务,打消老年用户的疑虑,对提高用户信任度起到很好的作用。

（3）信息质量保障措施中应提高健康信息更新速度

与国外在线健康社区相比,国内在线健康社区平台健康信息的更新速度非常缓慢,主要原因在于健康信息一般由在线医生发布,其更新内容和速度受限于医生的时间和专业。网站及时更新才能提高用户对网站平台的粘性,增强用户的信任程度。

（4）制度机制设置有待进一步完善

制度机制建设虽没有完全对应功能框架中的五种机制,但各平台将这些内容分布在自己的各项协议和政策中,目前好大夫在线平台相对比较完善,但春雨医生还需要进一步加强。但针对老年用户而言,还需要关注技术支持和争议与解决制度的完善,老年用户在使用网络平台时遇到技术问题、尤其是维权争议不能及时解决的话,会对其积极性和信任度有极大的损害,导致其转而选择其他服务方式。

还有一个问题值得注意,即有些制度虽然存在,但能否让用户切实了解还存在疑问,最具代表性的就是用户协议或隐私政策。虽然平台在用户注册时会要求其查看用户协议或隐私政策,否则不予注册,但如条款较多,很少有人会认真研读这些措施,而通过第三方如微信号、QQ登录的用户没有要求查看这些政策,反而是提醒用户会收集相应的信息,如果用户没有查看意识的话,这些政策对于他们而言形同虚设。

但笔者提出的框架也有一些不足之处,还可以进一步完善,比如国外在线健康社区平台提供的一些健康应用工具，能够有效满足用户自我健康管理需求，**值得国内在线健康社区借鉴。**

如 Everyday Health 提供了症状检查、卡路里计算、食谱等小工具，让用户进行健康自测等活动；患有慢性病的 PatientsLikeMe

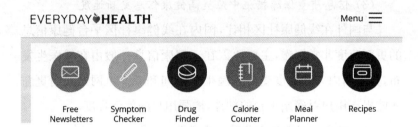

的用户，在档案建立后，如果能够有规律地在网站里输入自己的信息状况，可以得到一份结构清晰、数据充足的可视化健康档案，记录症状的严重程度，确定发病原因，追踪治疗效果以及出现的副作用，让患者更清晰地掌握病症的发展趋势。

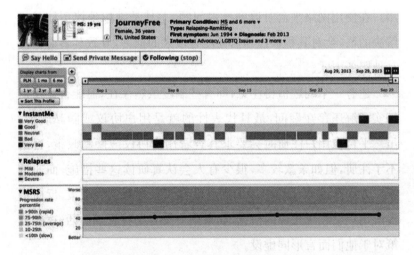

Everyday Health 和 PatientsLikeMe 的这些小工具，对用户

尤其是老年用户进行自我健康管理提供了有效的帮助,从感知有用性的角度提高老年用户对在线健康社区的信任度。国内在线健康社区如果可以根据老年用户的生理特点,提供针对性的工具,不仅可以提高老年用户的信任度,增强老年用户在线健康社区使用意愿,也是将在线健康社区平台从低频应用向高频应用转化的有效手段。

5.3 在线健康社区老年用户信任提升建议

老年用户对在线健康社区的信任除了平台的相关特征之外,还受到在线医生态度和老年用户自身因素的影响,以下将基于笔者之前的研究分析结论,分别从平台提供商、在线医生和老年用户自身三个视角提出信任提升的策略。

5.3.1 基于平台提供商在线健康社区信任提升建议

根据前文分析可知,国内现有在线健康社区平台已在一定程度上进行了信任机制的建构,但如果针对老年用户而言,还有做得不够完善的地方。而老年用户作为在线健康社区最大的潜在用户,综合之前的分析论证,从以下三个方面对在线健康社区平台供应商提出意见和建议,以吸引更多的老年用户参与到在线健康社区中来。

(1)发挥技术优势,提高平台对老年用户的适用性

虽然在扎根分析和实证研究阶段,得出平台操作或感知易用性并不能成为老年用户在线健康社区使用意愿的障碍因素,这与本研究选取的样本有一定的关系。不可否认的是,随着年龄的逐

渐增长，老年用户的生理机能会随之衰退，从而造成感知系统、思维系统的退化而造成动作协调性差、思维能力降低等问题出现，因而在线健康社区平台如果要有效吸引老年用户还需要根据老年人的生理和心理变化过程，针对性地做一些特殊设计，提高平台对老年用户的适用性。可从用户界面设计、帮助可及性、增强平台响应性几个方面进行。

用户界面设计。研究显示，老年人在连续或者快速接受信息时会感到疲劳，注意的选择能力会下降，因此信息产品设计的界面要简洁明了，适当增加图标、文字的尺寸，图形、文字的空间运用适当的空白区分。以适应老年人逐步衰退的视力和选择能力。操作方便、快捷，注重搜索功能的改进，减少老年用户的输入障碍，可以支持手写输入，引入智能识别浏览记录，自动保存用户使用频次较多的站点，增加搜索引导，在搜索框显示提示词等方式。

帮助可及性。主要是指老年用户在使用在线健康社区时，能够获得及时有效帮助的可能性和方便程度。帮助可及性可以让老年用户体会到网站的可适应性和可接受性，有效解决他们在使用在线健康社区过程中遇到的问题。在线健康社区可设置专业人员给老年用户提供如何使用本平台的相关培训，在使用时发现问题可以找到方便的渠道寻求帮助，也可以在老年用户使用平台的关键步骤设置提醒，让他们能够更放心地使用平台的服务。如在注册时，提示关注隐私安全，可采用匿名方式；设置方便的链接将晦涩、难以理解的医学专业术语解释清楚；在使用线上服务和交易时进行安排提醒等。此外，目前在线健康社区除了在用户注册时提示需要了解用户协议或隐私政策外，其他时候很少设置提醒，而老年用户在注册或者使用在线健康社区平台时，很少有人会将所有的隐私协议或用户协议条款仔细研读,全面了解,这就导致即使平台的隐私政策翔实可靠,但老年用户也难以完全明确。因而平台可以设置一些提醒服务,在涉及到个人隐私的时候,以简短的说明提示用户披露相关信息面临的风险和收益,提升用户的信任。

增强平台响应性。目前在线健康社区中用户之间的交流大多沿袭以往论坛的设计思路,采用在线发帖回帖方式,导致用户之间的问题解决时效性差、信息集中度不高等现象出现。对于关注健康的老年用户而言,在线信息交流希望能实现实时传递和零延时,尤其是针对一些时效性较强的问题。增加平台的响应性,可以有效提高老年用户对在线健康社区的信任度。目前即时通讯工具已然十分便利,在线健康社区可以通过嵌入即时语音沟通的功能来实现即时交流,目前,春雨医生已经给患者提供了医生的微信联系方式。此外,还可以采用人工智能和人工客服两者结合的方式,先使用智能机器人解答诸如感冒、高血压、糖尿病等常见病症的普适性预防和治疗方式,当患者遇到特殊问题时,再通过人工客服的方式解答,可以在一定程度上提高平台的响应性。

(2)完善老年用户服务项目,提高平台对老年用户的应用性

老年用户使用在线健康社区的主要目的是满足自己的健康需求,因而挖掘老年人的健康信息和服务需求,提供针对性的服务项目,提高平台对老年用户的应用性,吸引并培养老年用户使用社区平台的习惯,提高他们对在线健康社区的黏着性,是将老年用户长期留在平台上的根本。新时代老年人的健康需求不仅仅是消除疾病,还有更多的需求在于预防疾病,追求高质量生活品质,因而老年人的健康需求不仅包括疾病诊疗,也需要实现自我健康管理。目前在线健康社区尤其是医生—患者社区在疾病诊疗和

过程管理方面已经提供了相应服务，但在自我健康管理方面还少有涉猎，在线健康社区可以考虑增加和完善相应服务项目，如疾病的自我诊断、健康生活方式、定期健康状况报告、个性化信息推送等。

在线健康社区可利用可穿戴设备等设备并与信息传感技术应用结合，实时监测老年用户的个人健康状况，将这些数据与老年用户咨询、上传及分享的相关资料进行检测分析，建立症状和疾病之间的联系，并预测个体健康发展的趋势，分析出用户个人生活中的健康行为和健康习惯，以实时和定期相结合的方式为老年用户提供健康报告，并根据健康报告的结果推送合适的健康信息和最新相关病症方面的新闻、推荐合适的医生以及合理的健康生活方式，实现针对特定老年用户的个性化健康管理信息。

在线健康社区还可以推出一些实用的在线工具，帮助老年用户更好地管理自己的健康，做出明智的健康决策，如疾病检查程序、疾病自测模型用以监测疾病发展速度、饮食管理计划程序等等；还可以提供一些软件，将老年用户的个人疾病详细信息如症状、用药情况、病情进展等用图表的形式展示，实时更新，能更清晰地反映出老年用户的健康进展，预测健康发展的进度，让老年人对未来的健康状况有所预期和准备，更有利于老年人对自己健康状况的把握和管理。

在现有平台建设的基础上，开设老年保健栏目，将老年用户关注的养生、食疗与应对老化等需求有机结合起来，因为中国老年人认为传统中医养生保健比较安全和实惠，相对于西医而言认可度比较高，还可以将中医养生原理和方法融入到老年养生保健中，让老年人可以在日常生活中根据科学知识，调整和改变生活方式，健康饮食、合理规划锻炼、改善睡眠，达到老年人希望维系身体健康，提高生活质量、健康长寿的目标。

除了这些生理健康层面的需求外，老年人还存在着心理健康需求层面以及与健康服务相关的经济支出方面的压力，在线健康社区也可以对这些需求进一步挖掘，以开拓出相应的服务项目；关注国家政策，探索用户使用医保进行在线结算方式，更好地促进老年用户对在线健康社区的使用。

（3）进一步健全管理机制，提高平台对老年用户的安全性

在线健康社区平台对满足老年人健康信息和服务的需求有巨大的发展潜力，但也面临着诸多安全问题与挑战。参与使用在线医疗信息和服务需要公开许多个人信息和个人的健康隐私，在线交易会面临经济受损的风险。从在线健康平台运营商的角度而言，目前国内在线健康社区平台的盈利模式主要依赖于广告、佣金、管理费以及医药产品销售收入等方式①，但很少有像 Patients-LikeMe 那样利用用户的病例数据销售给制药公司和研究机构实现价值变现的盈利模式，原因在于目前虽然参与在线健康社区服务的用户已有相当规模，但用户使用在线诊疗时提供的医疗信息资料仍是不全面的，无法形成有效的病例资料库。这一方面是因为在线健康社区缺乏基于个人健康管理的电子病历有效的服务模式；另一方面也是因为平台缺乏有效的安全管理机制，让用户不愿意完全公开自己的信息。从隐私计算的角度而言，当用户披露自己的信息能获取较高的利益时，用户会选择公开自

---

① 周惠来,周军杰,刘雅丽等.电子健康社区的商业模式:基于干系人视角的研究[J].河南医学研究,2016,25(12):2169—2173.

己的个人隐私信息①,因而完善在线健康社区服务功能,对平台进行规范管理,建立良好的口碑,提高平台的声誉,营造一个权威的社区组织,可以有效提升患者以及老年用户对在线健康社区平台的安全感知,提升用户的信任度,进而提高老年用户在线健康社区参与和使用的意愿。

在线健康社区管理制度中首先要关注老年用户的隐私保护问题。隐私保护可以采用多种方式同时进行,从个人角度而言,应尽可能使用安全的方式登录和注册,或者使用第三方软件登陆,如目前很多在线健康社区都可以使用微信或者 QQ 账号登陆;从平台角度来说,应尽可能地保护用户的个人信息和经济安全,设置用户选择是否公开信息,制定详细的隐私政策,明确用户个人信息数据使用的范围和方式;再者,可以通过法律方式维护用户的利益,同时通过社会宣传树立和培养人们尊重和保护个人隐私的意识。

在线健康社区还应该加强平台健康信息和服务的质量管理,对于医生—患者社区,要将医生认证制度公开、透明化,让老年用户明确健康信息的来源是专业、权威的;患者—患者社区建议纳入医疗机构专业人员对用户发布的健康信息中的专业医学词汇进行规范化检查,并将错误信息自动纠错来提高健康信息的表达质量,还可以通过提供"超链接"等功能为用户发表的信息中的医学专业词汇做附注,提供医学参考文献或网址,以增强用户发表的健康信息的可信性。还可以引入第三方认证机构,保障在线健康社区的服务质量。第三方认证具有较高的公信力,以中立者立场为在线

---

① Dinev T, Hart P. An extended privacy calculus model for e-commerce transactions[J]. Information Systems Research, 2006, 17(1):61—80.

健康社区提供认证服务,能够最大程度地杜绝一些虚假的行为,比在线健康社区平台自己去做宣传效果要好得多。第三方认证本身就是一种质量保证的信号,目前国内还很少有在线健康社区采用第三方认证的方式。

在线健康社区要规范平台交易过程中的纠纷和争议合理解决机制,从访谈和其他资料来源可知,老年用户认为一旦在线交易中发生了纠纷,他们可能会投诉无门,这也是老年用户不愿意使用在线健康社区的重要因素。在某健康社区贴吧中会经常看到用户投诉诸如因未得到有效回复申请退款或不愿公开隐私信息要求删除图片或聊天记录等现象,诸如此类问题在线健康社区应有有效的解决机制,能够公平公正地处理并解决问题,让用户能感受到他们在在线健康社区平台上的权益可以得到有效保护,不会存在较高的隐私和经济风险,才不会使用户产生心理抵触,不再信任在线健康社区平台。同时,平台也要注意收集用户对平台服务和管理方面的反馈意见,并针对意见及时调整,才能保证用户对平台的信任达到长期使用的目标。

5.3.2 基于在线医生的在线健康社区信任提升建议

前面分析已知,在线医生要赢得老年用户的信任需要让他们感受到医生的能力、诚实和善意,因而可通过医生个人业务信息公开和提高在线医生口碑来增强老年用户的信任。

（1）加强在线医生个人相关业务信息的公开

在线健康社区中用户对在线医生的认知首先来自于医生公开的个人信息,因而在线医生应积极开通个人网站,尽可能多地公开个人相关业务信息,同时还应保持个人网站的活跃度,定期进行更新和维护,能有效提高患者的访问量,进而提高老年用户的信任度。

完整的医生信息能够促进医患之间的在线信任,进而消除用户就诊的不确定性,完整的医生信息首先应包含医生背景信息如毕业院校、学历、职称、就职医院等,还可以公开能展示医生正面积极形象的照片,让用户有更直观的感受;其次应公开与医生业务能力相关的信息,具体包括擅长诊疗的专业领域、与诊疗相关的荣誉等,更重要的可在保护病人隐私的情况下,公开一些典型案例,能更好地展现在线医生的业务能力和素质。

对患者而言,他们更愿意信任在线时间长、线上投入精力多的医生服务。因而对医生个人网站定期更新、维护,保证网站的活跃度能够提升用户的信任进而提高患者的访问率和问诊率,较多的访问量和问诊量的数据统计可以有效提高在线医生的口碑,反过来促进用户产生对医生的信任提高问诊率形成良性循环。医生个人网站不仅可以作为患者给医生留言的平台,医生还可以进行医疗基础知识的普及,尤其是与医生诊疗领域和问诊相关信息的共享,能有效改善医生和患者之间因医学知识水平差异而形成的信息不对称,也可以让患者提前掌握在线问诊的技巧,提高医生在线问诊的效率。

(2) 提高在线医生口碑

医生的口碑能有效反映在线医生的业务能力和诚实、善意行为的表现,在线医生良好的口碑可以有效提升老年用户信任。在线健康社区中医生口碑源于诊疗过程中的表现,一是业务能力如诊疗准确有效,是对医生口碑影响最大的因素,因诊疗效果主要取决于医生的业务能力和素质,在此不予阐释;二是医生的服务态度,主要表现在与患者沟通互动时是否积极、及时,沟通是否体现出以患者为中心等。而医生口碑具体可通过社区中患者评论、感谢信、社区礼物、用户心意等体现。

线下就诊中,患者对医生服务态度的了解限于面对面交流,除了语言之外,还可以通过表情和动作表达自己的善意,而且线下就诊时同科室医生之间的竞争性相对较小。互联网上同科室医生之间的竞争与线下相比较要激烈的多,线上其他同科室医生的努力程度越高,对在线医生的口碑影响越大。

积极即时的互动会给患者好的就诊感受,患者给医生留言,医生回复时应及时且内容详细。在线回复时间间隔越长,容忍度低的患者就会转向线上其他主动性更强的同科室医生,一般来说,只有免费咨询的患者对医生回复时间的敏感性低,容忍时间间隔高一些;同时医生回复应尽可能详细,回复字数多意味着在线医生较高的努力程度,能有效地表达出医生的善意,关注患者提问的主要内容,提供精准的健康和医疗服务。

在线诊疗医生和患者之间的互动最好遵循以"患者为中心"的原则,在线医疗中医患关系比较松散,不像线下医疗服务机构中医生具有绝对的主导权,那时候医生从专业角度控制话语权,主要从自身考虑,可以节约时间迅速构建自己的专业权威性,有利于快速有效与患者沟通并解决诊疗问题。到在线平台问诊的患者一般而言相对健康素养较高,因此医生在与患者沟通的过程中要转换态度,变绝对权威为医患双方共同协商,慎重对待患者提出的问题,掌握患者的有效需求,针对不同疾病类型的患者需求针对性地讲解和服务,同时要关注患者生理和心理上的双重压力,不仅要消除患者对疾病状态的信息不确定,还要让患者能够从情感上得到慰借。在线医生要加强自身的道德约束,注意诊疗过程中的一言一行,才能赢得患者的信任。

5.3.3 基于老年用户自身在线健康社区信任提升建议

老年人是否会使用在线健康社区还与老年人自身状况相关,由前期研究可知,老年人对在线健康社区诊疗服务的接受程度还比较低,究其原因,与目前老年人的健康素养相对较低,对健康信息服务的认知程度低有很大关系,因而可以从培养老年人参与在线健康社区服务意识以及提高老年人健康素养来提升老年人对在线健康社区医疗服务的信任。

(1)培养老年人参与和使用在线健康社区服务意识

互联网对人们工作、生活等方面产生重要作用,利用互联网查询健康信息已被老年人广为接受,但目前老年人查询健康信息时采用的检索工具仍是以搜索引擎为主和一些门户网站的健康频道,这说明针对老年用户的在线健康社区的宣传力度还不够。

在线健康社区发展至今十几年的时间,仍属于新生事物,因老年人对新生事物的接受程度与年轻人相比较低,因而,加强对在线健康社区及在线医疗服务的宣传,提高在线健康社区的知名度对老年用户而言还是必要的。从访谈数据中可以看出,目前接触并使用在线健康社区的老年用户的主要方式有两种,一是亲友推荐,使用过在线健康社区服务并获取良好体验的亲友尤其是其子女现身说法,并加以指导,是推动老年人使用在线健康社区的最有效的方式;二是有效的产品营销推广,如 2018 年,"平安好医生"推出走路赚钱活动,吸引了一大批老年用户参与赚取奖励金,进而吸引他们使用平安好医生的其他服务。因此,在线健康社区可以大力开展针对老年人的宣传活动,制定针对老年人宣传方案,采取有效方式鼓励参与在线健康社区的用户向老年用户进行推广,利用医疗权威机构或相关权威媒体进行宣传,提高在线健康社区的服务效率和声誉,逐步将在线健康社区渗入到老年人医疗健康信息和服务的信息源。

(2) 提高老年人的健康素养

使用在线健康社区搜索健康信息或者使用在线诊疗服务都需要具备一定的健康素养,笔者认为,老年人健康素养主要包括健康信息及服务需求的表达、健康信息的获取、甄别和利用能力。

老年人能够准确表达自己的健康信息和服务需求,既是其健康意识的表现,也是其获取健康信息和服务的前提。一般来说,老年人对自身健康信息和服务需求比较明确;但从访谈结果可知,老年人在使用互联网时,更多地是浏览健康信息,碰到自己感兴趣的会仔细看一下,如果未找到相关的,也很少主动搜索,这说明老年人虽然有需求,但对健康信息需求的识别还是比较欠缺,缺乏将健康信息和服务需求转化成明确的检索表达的意识和能力。因而老年人应主动学习健康知识,熟悉在线健康社区平台,提高自身理解和表达健康信息的能力。

老年人健康信息的获取、甄别和利用能力需要老年人既要有一定的信息技术技能,还要有较多的健康知识储备。要提升这方面的能力,需要对老年人进行计算机技术、检索技能的培训以及健康知识教育。教育和培训可以采用多种渠道进行,老年人信息技术技能的提升可以通过代际学习的方式,让家庭中计算机技能水平较高的年青人将相关技能教给老年人,帮助他们熟悉在线健康社区的使用方法和技巧,既有助于老年人使用和利用在线健康社区的信息和服务,还能够消除老年人的孤独感,有助于家庭关系的融洽;其次老年人可以通过政府机构加强老年大学或公共图书馆针对老年人提供相应的教育培训,丰富老年大学课程设置,开展健康知识教育普及、计算机技能培训,提高老年人健康素养意识及网络健康信息的甄别和利用能力,做出有效的医疗决策。因此,老年人健康素养的提高既需要国家宏观政策的支持,也可以利用家庭和自身的条件学习相关技能,培养自身的健康信息意识,提高健康信息和服务的获取、甄别和利用能力。

5.4　本章小结

　　本章主要研究如何提升老年用户的在线健康社区信任,结合前期研究,从提高在线健康社区产品和服务对老年用户的有用性、提高产品质量、提升老年人对在线医生能力、诚实和善意的感知几个角度进行老年用户对在线健康社区的信任功能设计,形成在线健康社区信任功能框架,并选择了国内外四个成熟的在线健康社区平台对其进行验证,同时,对国内外平台在信任功能建设方面做了对比分析,经过分析发现,功能框架的四个要素基本得到了证明,但国内在线健康社区针对老年用户的信任功能建设还有提升的空间,主要表现在交互界面设计对老年用户的适用度、信息公开项目范围还可以进一步扩大、制度建设还可以进一步增强,最后分别对平台提供商、在线医生和老年用户自身提出信任提升的策略和建议。

第六章 结 语

本章是最后总结,包括两部分内容,第一部分总结本研究的结论与研究贡献,第二部分是研究局限和未来的研究展望。

6.1 研究结论与贡献

6.1.1 研究结论

本研究以正在兴起的在线健康社区为背景,以逐渐增长的老年人口为研究对象,在对在线健康社区和老年用户在线健康信息搜寻行为相关文献回顾与评述的基础上,结合信任理论、技术接受模型和信息系统成功模型等理论,采用扎根分析、结构方程模型等方法,探寻老年用户在线健康社区使用影响因素,主要研究结论如下:

(1) 通过扎根理论方法分析出在线健康社区老年用户使用意愿影响因素变量。基于 30 个老年用户的深度访谈资料,利用扎根理论的开放编码、主轴编码和选择编码,归纳出影响老年用户使用在线健康社区的 106 个概念,进而归纳为 27 个范畴,根据梳理出的主范畴间之间的关系,梳理了各变量之间的关系。结果发现,老年用户在线健康社区使用意愿受到平台质量、感知有用性、在线医生特征服务类型以及信任等因素的影响,而信任既可以直接影响也可以作为中介变量老年用户在线健康社区的使用意愿。

（2）从老年用户对在线健康社区信任危机出发，结合信任理论，完善在线健康社区老年用户使用意愿模型，并对模型中各影响因素进行实证分析。通过变量之间的关系提出研究假设，根据已有研究对变量进行测量，设计问卷进行调研，获取数据后通过描述性统计分析和结构方程模型分析，对模型进行了验证。结果发现，17条假设中有15条通过了检验，得到验证支持。具体如下：

在线健康社区平台特征中感知有用性和平台质量对使用意愿的正向影响得到了支持，且两者对老年人的信任有显著影响，但感知易用性对使用意愿和信任的影响均不显著，主要原因可能在于在线健康社区属于功能型平台，老年人更看重其有用性和价值性，即使存在操作性问题，也愿意克服困难去使用；在线医生特征选择了能力、诚实和善意三个变量，对信任的显著影响都得到了支持；同时，三者对使用意愿的直接影响也得到了验证，在线医生特征对老年用户的使用意愿影响得到了支持。这说明作为在线健康社区中健康信息和服务的提供者，医生的业务素质、工作态度等因素对老年用户的影响是非常大的，医生展示的能力越强，老年用户对其信任度越高，越倾向于使用在线健康社区的信息和服务；产品特征中信息质量和服务质量两个变量，对老年用户使用意愿的正向影响得到了验证，而两者对老年用户信任的显著影响也得到了验证支持，老年人做健康决策时以获取的健康信息为依据，健康信息质量越高，健康决策面临的风险越低，成功的可能性也越大，健康服务质量的高低，会影响到老年人对诊疗效果的体验，进而影响老年用户在线健康社区的使用意愿。

（3）根据前文的研究结果，思考如何提升老年用户在线健康社区信任,从提高在线健康社区产品和服务对老年用户的有用性、提高产品质量、提升老年用户对在线医生能力、诚实和善意的感知几个角度进行老年用户对在线健康社区的信任功能设计,从交互界面、信息公开、信息质量保障和制度机制进行在线健康社区平台设计,形成在线健康社区信任功能框架,并选择了国内外四个成熟的在线健康社区平台对其进行验证,同时对国内外平台信任功能设置进行对比,结果发现,框架的四个要素得到了验证,但国内在线健康社区在针对老年用户的信任建设方面还有提升的空间。最后从平台提供商、在线医生和老年用户自身三个方面提出老年用户在线健康社区信任提升策略。

6.1.2 研究贡献

理论研究贡献。本研究通过对以往文献的梳理归纳,利用扎根理论方法得出在线健康社区老年用户使用意愿影响因素各变量,并以信任理论等理论为基础,构建了在线健康社区老年用户使用意愿模型,并对模型中各变量因素进行了假设和验证,结果表明,平台特征中的感知有用性和平台质量、在线医生特征、产品特征和信任对老年用户使用意愿有显著影响。从交互界面、信息公开、质量保障、管理机制建设进行了信任功能设计。本研究建构的模型丰富了在线健康社区的理论研究,而信任功能框架又充实了在线健康社区的信任研究理论。

实践研究贡献。在线健康社区发展并盈利的最现实的问题是保证稳定并有尽可能多的用户参与使用并持续使用平台提供的信息和服务,老年用户因对健康信息和健康服务需求较高已成为在线健康社区最大的潜在用户,将他们成功引入到在线健康社区中来,会对在线健康社区的发展起到较大的促进作用。

本研究建构的老年用户在线健康社区使用意愿模型中的变量假设检验结果大多通过了假设验证,这些因素对于在线健康社区平台上的软件开发和设计可以提供指导作用。

从平台特征而言,在线健康社区应为老年用户提供更多针对性的服务项目,体会到平台对他们的使用价值,要不断提升在线健康社区平台的质量,平台质量的提升可从稳定性、响应性和便捷性等视角去考虑。

从在线医生特征角度考虑,由于在线医生的能力、诚实和善意这三个方面特征通过在线健康社区对医生个人信息的展示,患者对医生评价、医生口碑或者通过医生与患者的交互沟通等方面展示。因此平台要尽量引入高学历和高职称的医生,鼓励在线医生尽可能公开能展示个人专业能力和医德的相关信息,同时平台还可以通过细化各类统计数据如回复频次、诊疗次数、推荐热度以及患者评价次数等进一步展示在线医生能力、诚实和善意,更好地为患者评价医生提供数据支持。

从产品质量特征角度而言,主要体现在信息质量和服务质量上,应为用户提供具有权威性、准确性、适用性的信息和服务,在线健康社区可通过引入专业权威团队,或者知名医院进行合作等方式,加强老年用户对在线健康社区平台的可靠性和信息权威性的认可。

从信任角度出发,平台可从平台技术建设如用户界面设计、帮助可及性、增强平台响应性等方面进行;完善服务项目,针对老年用户的需求,设置相应的服务项目,提升在线健康社区对老年用户的有用性和价值性;还可以从健全平台管理机制出发,设置详细的隐私协议保障用户的隐私和经济安全,引入第三方认证提升平台口碑等方式提升老年用户的信任度。

6.2　研究局限与展望

局限和不足体现在:

(1)本研究在扎根分析和实证研究阶段,数据收集采用了访谈和问卷调查方法,因模型中的变量较多,那么样本量越大,越能提高分析结果的准确性,但由于在线健康社区是新生事物,老年用户对之了解较少,导致本研究样本覆盖范围不够广泛的原因主要在于有意向使用在线健康社区的潜在老年用户相对而言还是比较少,尤其是农村地区这种情况更是严重,本研究中样本数据均为城市老年用户,未包含农村老人;其次在于人力和时间的局限,如果能在更大范围内获取数据,会使本研究更具有说服力;此外,本研究样本老年用户的年龄范围大部分在 55—60 岁之间,可能在生理和心理健康特征方面与高龄老年用户还是有所区别,比如,疾病风险的调节作用,因样本中健康状态老年用户居多,有疾病样本中慢性病患者较多,其他疾病患者较少,导致验证结果并不显著。

在今后的研究中,会进一步扩大样本容量,年龄范围扩展到以高龄老年用户为主,覆盖更多地区、更多类型、经济水平以及更多疾病状态的差异性较大的老年样本,从而获得更多人口统计学信息用以分析,如可将老年用户健康素养纳入模型中进行分析,更有利于识别老年用户目标群体。

(2)本研究中采用扎根理论归纳的老年用户在线健康社区使用意愿影响因素大多是老年用户主观方面的感知,然而老年用户使用意愿影响涉及的变量很多,会随着社会和经济环境的变化在不断变化,因而明确老年用户在使用在线健康社区过程中所处的客观条件是什么,会面临哪些问题也是需要考虑的因素?再者,老年用户使用线上医疗与线下医疗服务的效果的比对也会对其使用意愿产生影响。

今后将进一步明确老年用户在线健康社区使用现状、探寻老年用户对线上医疗效果与线下医疗服务效果的感知对比,引入更多的变量因素对老年用户在线健康社区使用意愿进行探讨。

(3)本书第五章中探讨了在线健康社区平台信任功能的设计。然而现实生活中,信任的建立是一个动态过程,随着时间的推移以及周边环境的变化,信任度有可能提升但也有可能会降低以至于消失,单纯的静态研究不足以全面分析老年用户的信任建立过程。

今后的研究中可以基于时间和环境的变化,对老年用户动态信任的建立开展相关研究。

参 考 文 献

[1] Abby H. Individuals with eating disorders and the use of online support groups as a form of social support[J]. CIN: Computers, Informatics, Nursing, 2010, 28(1):12—19.

[2] Ajzen I. The theory of planned behavior[J]. Organizational Behavior and Human Decision Processes, 1991, 50(2): 179—211.

[3] Akter S, D'Ambra J, Ray P. Trustworthiness in mHealth information services: an assessment of a hierarchical model with mediating and moderating effects using partial least squares (PLS) [J]. Journal of the American Society for Information Science and Technology, 2011, 62(1):100—116.

[4] Aladwani A M, Palvia P C. Developing and validating an instrument for measuring user-perceived web quality[J]. Information and Management, 2002, 39(6):467—476.

[5] Alali H, Salim J. Virtual communities of practice success model to support knowledge sharing behaviour in healthcare sector[J]. Procedia Technology, 2013(11):176—183.

[6] Anderson E W, Fornell C, Lehmann D R. Customer satisfaction, productivity and profitability[J]. Journal of Market-

ing，1994，(58):53—66.

[7] Anderson R E, Srinivasan S. E-satisfaction and e-loyalty: A contingency framework[J]. Psychology & Marketing，2003，20(2):123—138.

[8] Arteaga S, Duarte H. Motivational factors that influence the acceptance of Moodle using TAM[J]. Computers in Human Behavior，2010，26:1632—1640.

[9] Ba S, Pavlou P A. Evidence of the effect of trust building technology in electronic markets: price premiums and buyer behavior[J]. MIS Quarterly，2002，26(3):243—268.

[10] Bagchi S, Kanungo S, Dasgupta S. Modeling use of enterprise resource planning systems: A path analytic study[J]. European Journal of Information Systems，2003，(2):142—158.

[11] Bagozzi R P, Yi Y. On the evaluation of structural equation models[J]. Journal of the Academy of Marketing Science，1988，16(1):74—94.

[12] Baker D W, Gazmararian J A, Sudano J, et al. The association between age and health literacy among elderly persons [J]. Journals of Gerontology，2000，55(6):368—374.

[13] Ballou D P, Pazer H L. Modelling data and process quality in multi-input, multi-output information system [J]. Management Science，1985，31(21):150—162.

[14] Bandura A. Self-efficacy mechanism in human agency [J]. American Psychologist，1982，37(2):122—147.

[15] Bandura A. Social foundations of thought and action: A

social cognitive theory[J]. Journal of Applied Psychology, 1986, 12(1):169.

[16] Bansal G, Fatemeh Z, Gefen D. The impact of personal dispositions on information sensitivity, privacy concern and trust in disclosing health information online[J]. Decision Support Systems, 2010, 49(2):138—150.

[17] Bariff M I, Vinzberg M J. MIS and the behavioral sciences: Research patterns and prescriptions[J]. The Data Base for Advances in Information Systems, 1982, 14(1):19—26.

[18] Bart Y, Shankar V, Sultan F, et al. Are the drivers and role of online trust the same for all web sites and consumers: A large-scale exploratory empirical study[J]. Journal of Marketing, 2005, 69(4):133—152.

[19] Beach L R, Mitchell TR. A contingency model for the selection of decision strategies[J]. Academy of Management Review, 1978(3):439—449.

[20] Beldad A, Jong M D, Steehouder M. How shall I trust the faceless and the intangible? A literature review on the antecedents of online trust[J]. Computers in Human Behavior, 2010, 26(5):857—869.

[21] Bock G W, Suh A, Shin K S, et al. The factors affecting success of knowledge-based systems at the organizational level[J]. Data Processor for Better Business Education, 2009, 50(2):95—105.

[22] Boyer C, Selby M, Scherrer J R, et al. The health on

the NetCode of conduct for medical and health Websites[J]. Computers in Biology & Medicine, 1998, 28(5):603—610.

[23] Braun M T. Obstacles to social networking website use among older adults[J]. Computers in Human Behavior, 2013, 29(3):673—680.

[24] Brenner L, Carmon Z, Aimee Drolet, et al. Consumer control and empowerment: A primer[J]. Marketing Letters, 2002, 13(3):297—305.

[25] Brown I, Ruwanga J. B2C e-commerce success: A test and validation of a revised conceptual model[J]. Electronic Journal of Information Systems Evaluation, 2009, 12 (2): 129—147.

[26] Bruner G C, Kumar A. Explaining consumer acceptance of handheld internet devices[J]. Journal of Business Research, 2005, 58(5):553—558.

[27] Butler B S. Membership size, communication activity, and sustainability: A resource-based model of online social structures[J]. Information Systems Research, 2001, 12(4):346—362.

[28] Campbell R J, Nolfi D A. Teaching elderly adults to use the internet to access health care information: Before-after study[J]. Journal of Medical Internet Research, 2005, 7(2):e19.

[29] Campbell R. Older women and the internet[J]. Journal of Women & Aging, 2004, 16(1—2):161—174.

[30] Casalo L V, Flavian C. The role of security, privacy, usability and reputation in the development of online banking[J].

Online Information Review, 2007, 31(5):583—603.

[31] Chambers H. Aging population will demand more medical care[J]. San Diego Business Journal, 2009(39):32.

[32] Charnock D, Shepperd S, Needham G, et al. DISCERN: an instrument for judging the quality of written consumer health information on treatment choices[J]. Journal of Epidemiology &Community Health, 1999, 53(2):105—111.

[33] Chau P K, Hu P. Investigating healthcare professionals' decisions to accept telemedicine technology: An empirical test of competing theories[J]. Information & Management, 2002, 39: 297—311.

[34] Chen D, Zhang R, Liu K, et al. Enhancing online patient support through health-care knowledge in online health Communities: A Descriptive Study[J]. Information (Switzerland), 2018, 9(8):199.

[35] Chen J V, Yen D C, Pornpriphet W, et al. E-commerce website loyalty: A cross cultural comparison[J]. Information Systems Frontiers, 2015, 17(6):1283—1299.

[36] Chen J, Dibb S. Consumer trust in the online retail context: Exploring the antecedents and consequences[J]. Psychology and Marketing, 2010, 27(4):323—346.

[37] Chen S C, Dhillon G S. Interpreting dimensions of consumer trust in E-commerce[J]. Information Technology & Management, 2003, 4(2—3):303—318.

[38] Chen Y, Chou T. Exploring the continuance intentions

of consumers for B2C online shopping[J]. Online Information Review, 2012, 36(1):104—125.

[39] Cheng Y M. Why do users intend to continue using the digital library? An integrated perspective[J]. Aslib Journal of Information Management, 2014, 66(6):640—662.

[40] Chin J, Fu W T, Kannampallil T. Adaptive information search: age-dependent interactions between cognitive profiles and strategies[C]//Sigchi Conference on Human Factors in Computing Systems. ACM, 2009:1683—1692.

[41] Chind J, Mollering G. Contextual confidence and active development in the Chinese business envieonment[J]. Organization Science, 2003, 14(1):69—80.

[42] Chiu C M, Hsu M H, Lai H, et al. Re-examining the influence of trust on online repeat purchase intention: The moderating role of habit and its antecedents[J]. Decision Support Systems, 2012, 53(4):835—845.

[43] Chiu C, Hsu H, Wang E. Understanding knowledge sharing in virtual communties: an integration of social capital and social cognitive theories[J]. Decision Support Systems, 2005, 42(3):1872—1888.

[44] Chuang K Y, Yang C. Helping you to help me: Exploring supportive interaction in online health community[J]. Proceedings of the American Society for Information Science and Technology, 2010, 47(1):1—10.

[45] Chun H, Yang C. The intellectual development of the

technology acceptance model: A co-citation analysis[J]. International Journal of Information Management, 2011, (31):128—136.

[46] Churchill G A. A paradigm for developing better measures of marketing constructs[J]. Journal of marketing research, 1979(16):54—67.

[47] Coleman J S. Foundations of social theory[M]. Cambridge, Mass: Harvard University Press, 1990:300—307.

[48] Coleman M T, Newton K S. The self-management of chronic diseases[J]. American Family Physician, 2005, 72(8): 1503—1509.

[49] Corbitt B J, Thanasankit T, Yi H. Trust and e-commerce: a study of consumer perceptions[J]. Electronic Commerce Research and Applications, 2003, 2(3):203—215.

[50] Coritorecl C L, Wiedenbeck S, Kracher B, et al. Online trust and health information websites[J]. International Journal of Technology and Human Interaction, 2012, 8(4):92—115.

[51] Crespo A H, Bosque I R D. The influence of the commercial features of the Internet on the adoption of e-commerce by consumers[J]. Electronic Commerce Research and Applications, 2010, 9(6):562—575.

[52] Cronbach L. Coefficient alpha and the internal structure of tests[J]. Psychometrika, 1951, 16(3):297—334.

[53] Cropanzano R, Mitchell M S. Social exchange theory: An interdisciplinary review[J]. Journal of management, 2005, 31(6):874—900.

[54] Cyr D. Modeling web site design across cultures: Relationships to trust, satisfaction, and E-loyalty [J]. Journal of Management Information Systems, 2008, 24(4):47—72.

[55] Cyr D, Khaled H, Milena H, et al. The role of social presence in establishing loyalty in E-service environments[J]. Interacting with Computers, 2007, 19(1):43—56.

[56] Czaja S J, Sharit J, Lee C C, et al. Factors influencing use of an e-health website in a community sample of older adults [J]. J Am Med Inform Assoc, 2013, 20(2):277—284.

[57] Czaja S J, Sharit J, Nair S N, et al. Older adults and Internet health information seeking [J]. Proceedings of the Human Factors and Ergonomics Society Annual Meeting, 2009, 53(2):126—130.

[58] Davis F D. Perceived usefulness, perceived ease of use, and user acceptance of information technology [J]. MIS Quarterly, 1989, 13(3):319—339.

[59] Davis F D. A technology acceptance model for empirically testing new end-user information systems: Theory and results[D]. Massachusetts Institute of Technology, 1986.

[60] Davis F D. Perceived usefulness, perceived ease of use, and user acceptance of information technology[J]. Management Information Systems Quarterly,1989, (13):319—340.

[61] Delone W H, Mclean E R. Information systems success: the quest for the dependent variable[J]. Information Systems Research, 1992, (3):60—95.

[62] Delone W H, Mclean E R. The DeLone and McLean model of information systems success: A ten-year update[J]. Journal of Management Information Systems, 2003, (19):9—30.

[63] Demiris G. The diffusion of virtual communities in health care: Concepts and challenges[J]. Patient Education and Counseling, 2006, 62(2):178—188.

[64] Denning P J. A new social contract for research[J]. Communications of the ACM, 1997, 40(2):132—134.

[65] Deutsch M. Trust and suspicion[J]. The Journal of conflict resolution, 1958, 2:265—279.

[66] Dick A S, Basu K. Customer loyalty: Toward an integrated conceptual framework[J]. Journal of the Academy of Marketing Science, 1994, 22(2):99—113.

[67] Dinev T, Hu Q, Yayla A. Is there an online advertisers' dilemma? A study of click fraud in the pay-per-click model[J]. International Journal of Electronic Commerce, 2008, 13(2):29—59.

[68] Dinev T, Hart P. An extended privacy calculus model for e-commerce transactions[J]. Information Systems Research, 2006, 17(1):61—80.

[69] Doney P M, Cannon J P. An examination of the nature of trust in buyer-seller relationships[J]. Journal of Marketing, 1997, 61(2):35—51.

[70] Ebner W, Leimeister J M, Krcmar H. Trust in virtual healthcare communities: design and implementation of trust-En-

abling functionalities[C]//Hawaii International Conference on System Sciences. IEEE Computer Society, 2004.

[71] Edmunds A, Morris A. The problem of information overload in business organizations: a review of the literature[J]. International journal of information management, 2000, 20(1): 17—28.

[72] Eijk M V D, Faber M J, Aarts J W, et al. Using online health communities to deliver patient-centered care to people with chronic conditions[J]. Journal of Medical Internet Research, 2013, 15(6):e15(1—10).

[73] Elliott M T, Speck P S. Factors that affect attitude toward a retail web site[J]. Journal of Marketing Theory & Practice, 2005, 13(1):40—51.

[74] Eppler M. J. Management information quality: increasing the valve of information in knowledge-intensive products and processes[M]. New York: Springer, 2006:68.

[75] Eriksson-Backa K. Access to health information: perceptions of barriers among elderly in a language minority[J]. Information Research, 2001, 13(4):556—563.

[76] Esmaeilzadeh P, Sambasivan M, Kumar N, et al. Adoption of clinical decision support systems in a developing country: Antecedents and outcomes of physician's threat to perceived professional autonomy[J]. International journal of medical informatics, 2015(84)8:548—560.

[77] Etezadi-Amoli J, Farhoomand A F. A structural model

of end user computing satisfaction and user performance[J]. Information & management, 1996, 30(2):65—73.

[78] Evans J. Your psychology project: The essential guide [M]. Sage, 2007:196.

[79] Evans R G. Supplier-induced demand: Some empirical evidence and implications[J]. The Economics of Health and Medical Care, 1974(6):162—173.

[80] Eysenbach G, Powell J, Kuss O, et al. Empirical studies assessing the quality of health information for consumers on the world wide web: a systematic review[J]. JAMA, 2002, 287 (20):2691—2700.

[81] Fan H, Lederman R, Smith S P, et al. How trust is formed in online health communities: A process perspective[J]. Communications of the Association for Information Systems, 2014, 34(1):531—560.

[82] Fernandez L, Karlsen R, Melton G B. Healthtrust: A social network approach for retrieving online health videos[J]. Journal of Medical Internet Research, 2012, 14(1):e22.

[83] Fishbein M, Ajzen I. Belief, attitude, intention, and behavior: An introduction to theory and research[M]. MA: Addison-Wesley, 1975.

[84] Flynn K E, Smith M A, Freese J. When do older adults turn to the internet for health information? Findings from the Wisconsin Longitudinal Study[J]. Journal of General Internal Medicine, 2010, 21(12):1295—1301.

[85] Fornell C, Larcker D F. Evaluating structural equation models with unobservable variables and measurement error[J]. Journal of Marketing Research, 1981, 18(1):39—50.

[86] Fox S. The social life of health information[EB/OL], [2018-10-29]. http://www.pewresearch.org/fact-tank/2014/01/15/thesocial-life-of-health-information.

[87] Friedman B, Kahn P H, Howe D C. Trust online[J]. Communications of the ACM,2000, 43(12):34—40.

[88] Fukuyama F. Trust: The social virtues and the creation of prosperity[M]. New York: The Free Press, 1995.

[89] Galla M. Social relationship management in Internet-based communication and shared information spaces[D]. Technical University of Munich, 2004.

[90] Gao G, Greenwood B N, Agrwal R, et al. Vocal minority and silent majority: How do online ratings reflect population perceptions of quality? [J]. MIS Quarterly, 2015,39(3): 565—589.

[91] Garbarino E, Johnson M S. The different roles of satisfaction, trust, and commitment in customer relationships[J]. Journal of Marketing, 1999, 63(2):70—87.

[92] Garrett J. Elements of user experience, the user-centered design for the web[J]. Interactions, 2011, 10(5):49—51.

[93] Garrison G, Rebman C M, Kim S H. An identification of factors motivating individuals' use of cloud-based services[J]. Journal of Computer Information Systems, 2016, 58(1):1—11.

[94] Gatto S L, Tak S H. Computer, internet, and E-mail use among older adults: Benefits and barriers[J]. Educational Gerontology, 2008, 34(9):800—811.

[95] Gefen D, Straub K. Trust and TAM in online shopping: An integrated model[J]. MIS Quarterly, 2003, 27(1): 51—90.

[96] Gefen D. E-commerce: the role of familiarity and trust [J]. Omega, 2000, 28(6):725—737.

[97] Ghobakhloo M, Hong T S, Standing C. Business-to-business electronic commerce success: A supply network perspective[J]. Journal of Organizational Computing and Electronic Commerce, 2014, 24(4):312—341.

[98] Gibbons M C, Fleisher L, Slamon R E, et al. Exploring the potential of Web 2.0 to address health disparities [J]. Journal of Health Communication, 2011, 16(1):77—89.

[99] Gilleard C, Higgs P. Internet use and the digital divide in the English longitudinal study of ageing[J]. European Journal of Ageing, 2008, 5(3):233—239.

[100] Gillen M, Bobroff L. An exploration of the health and personal finance information needs of older adults through focus groups[J]. Gerontologist, 2013, 53:203—210.

[101] Gilly M C, Graham J L, Wolfinbarger M F, et al. A dyadic study of interpersonal information search[J]. Journal of the Academy of Marketing Science, 1998, 26(2).

[102] Gilly M C, Zeithaml V A. The elderly consumer and

adoption of technologies [J]. Journal of Consumer Research, 1985, 12(3):353—357.

[103] Glanz K, Rimer B K, Viswanath K. Health behavior: Theory, research, and practice[M]. 5th ed. Philadelphia, PA: Jossey-Bass, 2015:95—109.

[104] Glaser B G, Holton J. Remodeling grounded theory [J]. Grounded Theory Review International Journal, 2004, 4(1):47—68.

[105] Glaser B, Strauss A L. The discovery of grounded theory: Strategies for qualitative research[M]. Chicago: Aldine Pub. Co, 1967:4—6.

[106] Goodhue D L, Thompson R L. Task-technology fit and individual performance [J]. Management Information Systems quarterly, 1995:213—236.

[107] Granovetter M. Economic action and social structure: The problem of embeddedness [J]. American Journal of Sociology, 1985, 91(3):481—510.

[108] Guimaraes T, Igbaria M. Client/server system success: Exploring the human side[J]. Decision Sciences, 1997, 28(4):851—876.

[109] Guo X, Sun Y, Wang N, et al. The dark side of elderly acceptance of preventive mobile health services in China[J]. Electronic Markets, 2013, 23(1):49—61.

[110] Guo X, Zhang X, Sun Y. The privacy-personalization paradox in mHealth services acceptance of different age groups

[J]. Electronic Commerce Research and Applications, 2016(16): 55—65.

[111] Hagen J.M, Choe S. Trust in Japanese interfirm relations: Institutional sanctions matter[J]. The Academy of Management Review, 1998, 23(3):589—600.

[112] Hair J F, Ringle C M, Sarstedt M. PLS-SEM: Indeed a silver bullet[J]. Journal of Marketing Theory & Practice, 2011, 19(2):139—152.

[113] Hanson V L. Influencing technology adoption by older adults[J]. Interacting with Computers, 2010, 22(6):502—509.

[114] Harris P R, Sillence E, Briggs P. Perceived threat and corroboration: Key factors that improve a predictive model of trust in internet-based health information and advice[J]. Journal of Medical Internet Research, 2011, 13(3):e51.

[115] Haynes R B, McDonald H P, Garg A X. Helping patients follow prescribed treatment: clinical applications [J]. JAMA, 2002, 288(22):2880—2883.

[116] Heart T, Kalderon E. Older adults: Are they ready to adopt health-related ICT[J]. International Journal of Medical Informatics, 2013, 82(11):e209—e231.

[117] Heath H, Cowley S. Developing a grounded theory approach: A comparison of Glaser and Strauss[J]. International Journal of Nursing Studies, 2004, 41(2):141—150.

[118] Heather K. Spence L, Jean A, et al. Empowerment and staff nurse decision involvement in nursing work environ-

ments: Testing Kanter's theory of structural power in organizations[J]. Research in Nursing & Health, 1997, 20(4):341—352.

[119] Heijden H. User acceptance of hedonic information systems[J]. MIS Quarterly, 2004, 28(4):695—704.

[120] Hess G R. Dimensions and levels of trust: Implications for commitment to a relationship[J]. Marketing Letters, 1997, 8(4):439—448.

[121] Hsu C L, Lin C. A study of the adoption behaviour for In-carGPS navigation systems[J]. International Journal of Mobile Communications, 2010, 8(6):603—624.

[122] Huang M, Hansen D, Xie B. Older adults' online health information seeking behavior[C]//I conference. ACM, 2012:338—345.

[123] Huh Y U, Keller F R, Redman T C, et al. Data quality[J]. Information and Software Technology, 1990, (32): 559—565.

[124] Hwang P, Burgers W P. Properties of trust: An analytical view[J]. Organizational Behavior & Human Decision Processes, 1997, 69(1):67—73.

[125] Igbaria M, Tan M. The consequences of information technology acceptance on subsequent individual performance[J]. Information & management, 1997, 32(3):113—121.

[126] Jackson J D, Yi M Y, Park J S. An empirical test of three mediation models for the relationship between personal innovativeness and user acceptance of technology[J]. Information

&. Management, 2013, 50(4):154—161.

[127] Jadad A R. Are virtual communities good for our health[J]. BMJ, 2006, 332(7547):925—926.

[128] Jason B T, Guang R, Xin L. Does technology trust substitute interpersonal trust: Examining technology trust's influence on individual decision-making[J]. Journal of Organizational &. End User Computing, 2012, 24(2):18—38.

[129] Jin J, Yan X, Li Y, et al. How users adopt healthcare information: An empirical study of an online Q&.A community [J]. International Journal of Medical Informatics, 2016, 86(11): 91—103.

[130] Jo H S, Hwang M S, Lee H J. Market segmentation of health information use on the Internet in Korea[J]. International Journal of Medical Informatics, 2010, 79(10):707—715.

[131] Johnson G J, Ambrose P J. Neo-tribes: the power and potential of online communities in health care[J]. Communications of the Acm, 2006, 49(1):107—113.

[132] Johnston A C, Worrell J L, Gangi P M, et al. Online health communities: An assessment of the influence of participation on patient empowerment outcomes[J]. Information Technology &. People, 2013, 26(2):213—235.

[133] Jun X. From online to offine: Exploring the role of e-health consumption, patient involvement, and patient-centered communication on perceptions of health care quality[J]. Computers in Human Behavior, 2017(70):446—452.

[134] Juran J M. Juran on planning for quality[M]. New York, 1988.

[135] Kai L, Sia C, Lee M, et al. Do I trust you online, and if so, will I buy? An empirical study of two trust-building strategies[J]. Journal of Management Information Systems, 2006, 23(2):233—266.

[136] Kaluscha E A. An overview of online trust: Antecedents, consequences, and implications[J]. Computers in Human Behavior,2005, 21(2):105—125.

[137] Karahanna E, Straub W. The psychological origins of perceived usefulness and ease-of-use[J]. Information & Management, 1999, 35(4):237—250.

[138] Karvonen P J. Signs of trust[C]. Proceedings of the 9th International Conference on HCI, 2001.

[139] Keetels L. Collaborative consumption: The influence of trust on sustainable peer-to-peer product-service systems[D]. Utrecht University, 2013.

[140] Kiel J M. The digital divide: internet and e-mail use by the elderly[J]. Informatics for Health and Social Care, 2005, 30(1):19—23.

[141] Kim D J, Ferrin D L, Rao H R. A trust-based consumer decision-making model in electronic commerce: The role of trust, perceived risk, and their antecedents[J]. Decision Support Systems, 2008, 44(2):544—564.

[142] Kim D J, Rao D. Trust and satisfaction, two stepping

stones for successful E-commerce relationships: A longitudinal exploration[J]. Information Systems Research, 2009, 20(2): 237—257.

[143] Kim D, Benbasat I. Trust-related arguments in internet stores: a framework for evaluation[J]. Journal of Electornic Commerce Research, 2003, 4(2):49—64.

[144] Kim G, Shin B S, Lee H G. Understanding dynamics between initial trust and usage intentions of mobile banking[J]. Information Systems Journal, 2010, 19(3):283—311.

[145] Kim H, Powell M P, Bhuyan S. Seeking medical information using mobile Apps and the internet: Are family caregivers different from the general public[J]. Journal of Medical Systems, 2017, 41(3):11—18.

[146] Kim Y. An empirical study of biological scientists' article sharing through ResearchGate[J]. Aslib Journal of Information Management, 2018, 70(5):458—480.

[147] Koufaris M, Hampton S W. The development of initial trust in an online company by new customers[J]. Information & Management, 2004, 41(3):377—397.

[148] Kwon W S, Lennon S J. What induces online loyalty? Online versus offline brand images[J]. Journal of Business Research, 2009, 62(5):557—564.

[149] Lam J Y, Lee M O. Digital inclusiveness-longitudinal study of internet adoption by older adults[J]. Journal of Management Information Systems, 2006, 22(4):177—206.

［150］Lankton N K，McKnight D H，Thatcher J B. The moderating effects of privacy restrictiveness and experience on trusting beliefs and habit：An empirical test of intention to continue using a social networking website［J］. IEEE Transactions on Engineering Management，2012，59(4)：654—664.

［151］Laura O G，Wathen C N，Charnaw B J，et al. The use of tags and tag clouds to discern credible content in online health message forums［J］. International Journal of Medical Informatics，2012，81(1)：36—44.

［152］Lederman R，Fan H，Smith S，et al. Who can you trust? Credibility assessment in online health forums［J］. Health Policy and Technology，2014，3(1)：13—25.

［153］Lee K C，Chung N，Lee S. Exploring the influence of personal schema on trust transfer and switching costs in brick-and-click bookstores［J］. Information & Management，2011，48(8)：364—370.

［154］Lee K C，Chung N. Understanding factors affecting trust in and satisfaction with mobile banking in Korea：A modified DeLone and McLean's model perspective［J］. Interacting with Computers，2009，21(5)：385—392.

［155］Lee K C，Kang I，Mcknight D H. Transfer from offline trust to key online perceptions：an empirical study［J］. IEEE Transactions on Engineering Management，2007，54(4)：729—741.

［156］Lee T H，Treadway K，Bodenheimer T，et al. Perspective the future of primary care［J］. New Engl J Med，2008，

359(20):2085—2093.

[157] Leimeister J M, Krcmar E H. Design, implementation, and evaluation of trust-supporting components in virtual communities for patients[J]. Journal of Management Information Systems, 2005, 21(4):101—135.

[158] Leimeister J M, Sidiras P, Krcmar H. Success factors of virtual communities from the perspective of members and operators: An empirical study[C]//Proceedings of the 37th Hawaii International Conference on System Sciences(HICSS). Hawaii, 2004.

[159] Lewis J D, Weigert A. Trust as a social reality[J]. Social Forces, 1985, 63(4):967—985.

[160] Li Y, Wang X, Lin X, et al. Seeking and sharing health information on social media: A net valence model and cross-cultural comparison [J]. Technological Forecasting and Social Change, 2018, 126(7):28—40.

[161] Liao Q Z, Fu V. Age differences in credibility judgments of online health information[J]. ACM Transactions on Computer-Human Interaction, 21(1):1—23.

[162] Lin H F. Understanding behavioral intention to participate in virtual communities[J]. Cyber Psychology & Behavior, 2006, 9(5):540—547.

[163] Lin J, Lu Y, Wang B, et al. The role of inter-channel trust transfer in establishing mobile commerce trust[J]. Electronic Commerce Research & Applications, 2011, 10(6):

615—625.

[164] Lin Y M, Shih D H. Deconstructing mobile commerce service with continuance intention[J]. International Journal of Mobile Communications, 2008, 6(1):67—87.

[165] Litchman M L, Rothwell E, Edelman L S. The diabetes online community: Older adults supporting self-care through peer health[J]. Patient Education and Counseling, 2017(8): 518—523.

[166] Lovatt M, Bath P A, Ellis J. Development of trust in an online breast cancer forum: A qualitative study[J]. Journal of Medical Internet Research, 2017, 19(5):e175.

[167] Lowry P B, Cao J, Everard A. Privacy concerns versus desire for interpersonal awareness in driving the use of self-disclosure technologies: The case of instant messaging in two Cultures[J]. Journal of Management Information Systems, 27(4):163—200.

[168] Lu N, Wu H. Exploring the impact of word-of-mouth about Physicians' service quality on patient choice based on online health communities[J]. BMC Medical Informatics and Decision Making, 2015, 16(1).

[169] Luhmann N. Trust and power[M]. Chichester: John Wiley & Sons, 1979.

[170] Luo C, Luo X, Schatzberg L, et al. Impact of informational factors on online recommendation credibility: The moderating role of source credibility[J]. Decision Support Systems,

2013, 56(1):92—102.

[171] Makai P, Perry M, Robben S H M, et al. Which frail older patients use online health communities and why? A mixed methods process evaluation of use of the health and welfare portal [J]. Journal of Medical Internet Research, 2014, 16(12):e278.

[172] Maloney-Krichmar D, Preece J. A multilevel analysis of sociability, usability, and community dynamics in an online health community[J]. ACM Transactions on Computer-Human Interaction, 2005, 12(2):201—232.

[173] Manafo E H, Wong S. Exploring older adults' health information seeking behaviors[J]. Journal of Nutrition Education and Behavior, 2012, 44(1):85—89.

[174] March S T, Smith G. Design and natural science research on information technology[J]. Decision Support Systems, 1995, 15(4):251—266.

[175] Mariné A, Forsythe S, Kwon W S, et al. The role of product brand image and online store image on perceived risks and online purchase intentions for apparel[J]. Journal of Retailing and Consumer Services, 2012, 19(3):325—331.

[176] Marton C, Choo C W. A review of theoretical models of health information seeking on the web[J]. Journal of Documentation, 68(3):330—352.

[177] Mattila E, Korhonen I, Salminen J H, et al. Empowering citizens for well-being and chronic disease management

with wellness diary[J]. IEEE ran sanctions on Information Technology in Biomedicine, 2010, 14(2):456—463.

[178] Mayer R C, Davis J H, Schoorman F D. An integration model of organizational [J]. Academy of Management Review, 1995, 20(3):709—734.

[179] McLaughlin M M, Louis S, Xia Z, et al. African migrant patients' trust in Chinese physicians: A social ecological approach to understanding patient-physician trust[J]. Plos One, 2015, 10(5):e0123255.

[180] Mcknight D H, Choudhury V, Kacmar C. Developing and validating trust measures for e-commerce: An integrative typology[J]. Information Systems Research, 2002, 13(3):334—359.

[181] Mcknight D H, Cummings L, Chervany N L. Initial trust formation in new organizational relationships[J]. Academy of Management Review, 1998, 23(3):473—490.

[182] Medlock S, Eslami S, Askari M, et al. Health information-seeking behavior of seniors who use the internet: A survey[J]. Journal of Medical Internet Research, 2015, 17(1):e10.

[183] Mills D H. The logic and limits of trust[J]. Business & Professional Ethics Journal, 1983, 2(3):77—78.

[184] Moon J W, Kim Y G. Extending the TAM for a World-Wide-Web context [J]. Information & Management, 2001, 38(4):217—230.

[185] Mooney G, Houston S. Equity in health care and institutional trust: a communitarian view[J]. Cadernos De Saúde

Pública, 2008, 24(24):1162—1167.

[186] Moorman C, Zaltman G, Deshpande R. Relationships between providers and users of market research: The dynamics of trust within and between organizations [J]. Journal of Marketing Research, 1992, 29(3):314—328.

[187] Morgan R, Hunt S. The commitment-theory of relationship marketing [J]. Journal of Marketing, 1994, 58 (7): 20—38.

[188] Mou J, Cohen J F. Trust, risk barriers and health beliefs in consumer acceptance of online health services[C]//35th International Conference on Information Systems. Auckland: Association for Information Systems, 2014:1—19.

[189] Mpinganjira M. Precursors of trust in virtual health communities: A hierarchical investigation [J]. Information & Management, 2018, 55(6):686—694.

[190] Nakagawa-Kogan H, Garber A, Jarrett M, et al. Self-management of hypertension: predictors of success in diastolic blood pressure reduction[J]. Res Nurs Health, 1988, 11(2):105—115.

[191] Nambisan P. Information seeking and social support in online health communities: Impact on patients' perceived empathy[J]. Journal of the American Medical Informatics Association, 2011, 18(3):298—304.

[192] Narteh B, Agbemabiese G C, Kodua P, et al. Relationship marketing and customer loyalty: evidence from the Gha-

naian Luxury Hotel industry [J]. Journal of Hospitality Marketing & Management, 2013, 22(4):407—436.

[193] Neil S C, Rachel L S. Nurturing health-related online support groups: Exploring the experiences of patient moderators [J]. Computers in Human Behavior, 2013, 29(4):1695—1701.

[194] Nick M, Julian S, Mauricio F, et al. Credibility of information in online communities[J]. Journal of Strategic Marketing, 2015, 23(3):238—253.

[195] Niemel R, Huotari M L, Kortelainen T. Enactment and use of information and the media among older adults[J]. Library & Information Science Research, 2012, 34(3):212—219.

[196] Nilashi M, Jannach D, Ibrahim O B, et al. Recommendation, transparency, and website quality for trust-building in recommendation agents[J]. Electronic Commerce Research and Applications, 2016, 19(9):70—84.

[197] Olson J K. Relationships between nurse-expressed empathy, patient-perceived empathy and patient distress[J]. Journal of Nursing Scholarship, 1995, 27(4):317—322.

[198] Ong S, Lai J Y, Wang Y. Factors affecting engineers acceptance of asynchronous e-learning systems in high-tech companies[J]. Information & Management, 2004, 41(6):795—804.

[199] Palsdottir A. Elderly people's information behaviour: Accepting support from relative[J]. LIBRI, 2012, 62 (2): 135—144.

[200] Palsdottir A. Opportunistic discovery of information

by elderly Icelanders and their relatives[J]. Information Research, 2011, 16(3):38—61.

[201] Pan Y, Zinkhan G M. Exploring the impact of online privacy disclosures on consumer trust[J]. Journal of Retailing, 2006, 82(4):331—338.

[202] Pandit N R. The creation of theory: A recent application of the grounded theory method[J]. The qualitative report, 1996, 2(4):1—14.

[203] Pappas, N. Marketing strategies, perceived risks, and consumer trust in online buying behaviour [J]. Journal of Retailing & Consumer Services, 2016, 29:92—103.

[204] Parasuraman A, Zeithaml V A, Berry L. SERVQUAL: A multiple-item scale for measuring consumer perceptions of service quality[J]. Journal of Retailing, 1988, 64(1): 12—40.

[205] Pavlou P A. Consumer acceptance of electronic commerce: Integrating trust and risk with the technology acceptance model[J]. International Journal of Electronic Commerce, 2003, 7(3):101—134.

[206] Pavlou P A. Evidence of the effect of trust building technology in electronic markets: price premiums and buyer behavior[J]. MIS Quarterly, 2002, 26(3):243—268.

[207] Pavlou P A. Institution-based trust in interorganizational exchange relationships: The role of online B2B marketplaces on trust formation [J]. Journal of Strategic Information Systems,

2002，11(3)：215—243.

[208] Pavlou，P A. Consumer acceptance of electronic commerce：Integrating trust and risk with the technology acceptance model[J]. International Journal of Electronic Commerce，2003，7(3)：69—103.

[209] Reinhardt U E. Does the aging of the population really drive the demand for health care[J]. Health Affairs，2003，22(6)：27—39.

[210] Ricco R B. The influence of argument structure on judgements of argument strength，function，and adequacy[J]. Quarterly Journal of Experimental Psychology，2008，61(4)：641—664.

[211] Rice R E. Influences，usage，and outcomes of internet health information searching：Multivariate results from the Pew surveys[J]. International Journal of Medical Informatics，2006，75(1)：8—28.

[212] Robert L P, Denis A R, Hung Y T C. Individual swift trust and knowledge-based trust in face-to-face and virtual team members[J]. Journal of Management Information Systems，2009，26(2)：241—279.

[213] Rosemary S. Peer-to-peer online communities for people with chronic diseases：a conceptual framework[J]. Journal of Systems and Information Technology，2008，10(1)：39—55.

[214] Rusu I A. Exchanging health advice in a virtual community：A story of tribalization[J]. Journal of Comparative Re-

search in Anthropology & Sociology, 2016(7):57—69.

[215] Ryu M H, Kim S, Lee E. Understanding the factors affecting online elderly user's participation in video UCC services [J]. Computers in Human Behavior, 2009, 25(3):619—632.

[216] Salovaara A, Lehmuskallio A, Hedman L, et al. Information technologies and transitions in the lives of 55-65-year-olds: The case of colliding life interests[J]. International Journal of Human-Computer Studies, 2010, 68(11):803—821.

[217] Sandars J, Homer M, Pell G, et al. Web 2.0 and social software: The medical student way of e-learning[J]. Medical Teacher, 2008, 30(3):308—312.

[218] Sanders T L, Wixon T, Schafer K E, et al. The influence of modality and transparency on trust in human-robot interaction[C]//IEEE International Inter-disciplinary Conference on Cognitive Methods in Situation Awareness & Decision Support. IEEE, 2014.

[219] Sarah V O, Lievens L. Coordinating online health communities for cognitive and affective value creation[J]. Journal of service management, 2016, 27(4):481—506.

[220] Sedon P, Kiew M. A partial test and development of the DeLone and McLean model of IS success[C]. Proceeding of the Fifteenth International Conference on Information Systems. 1995:99—110.

[221] Selnes F. Antecedents and consequences of trust and satisfaction in buyer-seller relationships[J]. European Journal of

Marketing，1998，32(3)：305—322.

[222] Shankar V，Urban G L，Sultan F. Online trust：a stakeholder perspective，concepts，implications，and future directions[J]. Journal of Strategic Information Systems，2002，11(3—4)：325—344.

[223] Sharit J，Czaja S J，Pirolli P. Investigating the roles of knowledge and cognitive abilities in older adult information seeking on the web[J]. ACM Transactions on Computer-Human Interaction(TOCHI)，2008，15(1)：1—25.

[224] Sheppard B，Hartwick P R，Warshaw. The theory of reasoned action：A meta-analysis of past research with recommendations for modifications and future research[J]. Journal of Consume Research，1988，15(3)：325—343.

[225] Shuyler K S，Knight K M. What are patients seeking when they turn to the internet? Qualitative content analysis of questions asked by visitors to an Orthopaedics web site[J]. Journal of Medical Internet Research，2003，(5)：24.

[226] Silberg W M，Lundberg G D，Musacchio R A. Assessing，controlling，and assuring the quality of medical information on the Internet：caveant lector et viewor-Let the reader and viewer beware[J]. Journal of the American Medical Association，1997，277(15)：1244—1245.

[227] Singh J，Sirdeshmukh D. Agency and trust mechanisms in relational exchanges[J]. Journal of the Academy of Marketing Science，2000，28(1)：150—167.

[228] Sintonen S, Immonen M. Telecare services for aging people: assessment of critical factors influencing the adoption intention[J]. Computers in Human Behavior, 2013, 29（4）: 1307—1317.

[229] Sirdeshmukh D, Sabol S B. Consumer trust, value, and loyalty in relational exchanges[J]. Journal of Marketing, 2002, 66(1):15—37.

[230] Smith D, Menon S, Sivakumar K. Online peer and editorial recommendations, trust, and choice in virtual markets [J]. Journal of Interactive Marketing, 2010, 19(3):15—37.

[231] Stewart K J. Trust transfer on the world wide web [J]. Organization Science, 2003, 14(1):5—17.

[232] Strong D M, Lee Y W, Wang R Y. Data quality in context[J]. Communications of the ACM, 1997, 40(5):103—11.

[233] Stronge A J, Rogers W A, Fisk A D. Web-based information search and retrieval: effects of strategy use and age on search success[J]. Human Factors, 2006, 48(3):434—446.

[234] Taha J, Sharit J, Czaja S. Use of and satisfaction with sources of health information among older internet users and nonusers[J]. The Gerontologist, 2009, 49(5):663—673.

[235] Tammy B, Marcus O, Joseph C. U. An experimental evaluation of the effects of internet and external e-assurance on initial trust formation in B2C e-commerce [J]. International Journal of Accounting Information Systems. 2009, 10（3）: 152—170.

［236］Tavare A N, Alsafi A, Hamady M S. Analysis of the quality of information obtained about uterine artery embolization from the Internet［J］. Cardiovascular & Interventional Radiology, 2012, 35(6):1355—1362.

［237］Teixeira P A, Gordon P, Camhi E, et al. HIV patients' willingness to share personal health information electronically［J］. Patient Education & Counseling, 2011, 84(2): 9—12.

［238］Teo T, Liu J. Consumer trust in e-commerce in the United States, Singapore and China［J］. Omega, 2007, 35(1): 22—38.

［239］Thompson S T, Srivastava S C, Li J. Trust and electronic government success: An empirical study［J］. Journal of Management Information Systems, 2009, 25(3):99—132.

［240］Thackeray R, Neiger B, Hanson C, et al. Enhancing promotional strategies within social marketing programs: use of web 2.0 social media［J］. Health Promotion Practice, 2008, 9(4):338—343.

［241］Tom B, Allen D, Louise C, et al. Does participation in an intervention affect responses on self-report questionnaires ［J］. Health Education Research(? Suppl 1), 2006(10):98—109.

［242］Torp S, Hanson E, Hauge S, et al. A pilot study of how information and communication technology may contribute to health promotion among elderly spousal carers in Norway［J］. Heart Lung & Circulation, 2010, 16(1):75—85.

[243] Uzzi B. Social structure and competition in interfirm networks: The paradox of embeddedness[J]. Administrative Science Quarterly, 1997(42):35—67.

[244] Van U F, Drossaert C, Taal E, et al. Empowering processes and outcomes of participation in online support groups for patients with breast cancer, Arthritis, or Fibromyalgia[J]. Qualitative Health Research, 2008, 18(3):405—417.

[245] Venkatesh V, Davis F D. User acceptance of information technology: toward a unified view[J]. Management Information Systems Quarterly Management Information Systems, 2003, 27(3):425—478.

[246] Venkatesh, V, Davis, F D. A theoretical extension of the technology acceptance model: Four longitudinal field studies [J]. Management Science, 2000, 45(2):186—204.

[247] Wang N, Shen X L, Sun Y. Transition of electronic word-of-mouth services from web to mobile context: A trust transfer perspective[J]. Decision Support Systems, 2013 54(3): 1394—1403.

[248] Wang S Y, Kelly G, Gross C. Information needs of older women with early-stage breast cancer when making radiation therapy decisions[J]. International journal of radiation oncology biology physics, 2018, 100(2):532—543.

[249] Wang S, Lin J C. The effect of social influence on bloggers' usage intention[J]. Online Information Review, 2013, 27(1):785—804.

[250] Wang Y C, Kraut R, Levine J M. To Stay or leave? The relationship of emotional and informational support to commitment in online health support groups[C]. Proc ACM 2012 Conf Computer Support Coop Work, Seattle, WA, USA, 2012: 833—842.

[251] Wasko M, Faraj S. Why should I share? Examining social capital and knowledge contribution in electronic networks of practice[J]. MIS Quarterly, 2005, 29(1):35—57.

[252] Welbourne J L, Blanchard A L, Wadsworth M B. Motivations in virtual health communities and their relationship to community, connectedness and stress [J]. Computers in Human Behavior, 2013, 29(8):129—139.

[253] Wellman B. The place of kinfolk in personal community networks[J]. Marriage & Family Review, 1990, 15(1): 195—228.

[254] Whittaker S, Isaacs E, O'Day V. Widening the net: Workshop report on the theory and practice of physical and network communities[J]. ACM SIGCHI Bulletin, 1997, 29(3).

[255] Wicks A C, Jones B T M. The structure of optimal trust: Moral and strategic implications[J]. The Academy of Management Review, 1999, 24(1):99—116.

[256] Wixom B H, Todd P A. A Theoretical Integration of User Satisfaction and Technology Acceptance[J]. Information Systems Research, 2005, 16(1):85—102.

[257] Wu H, Lu N. Online written consultation, telephone

consultation and offline appointment: An examination of the channel effect in online health communities[J]. International Journal of Medical Informatics, 2017, 107:107—119.

[258] Wu L. Understanding senior management's behavior in promoting the strategic role of IT in process reengineering: Use of the theory of reasoned action[J]. Information & Management, 2003, 41:1—11.

[259] Wu J, Ma P, Xie K. In sharing economy we trust: the effects of host attributes on short-term rental purchases[J]. International Journal of Contemporary Hospitality Management, 2017, 29(11):2962—2976.

[260] Xiao N, Sharman R. Rao H R, et al. Factors influencing online health information search: An empirical analysis of a national cancer-related survey[J]. Decision Support Systems, 2014, 57:417—427.

[261] Xiao S, Dong M. Hidden semi-markov model-based reputation management system for online to offline (O2O) E-commerce markets[J]. Decision Support Systems, 2015(77): 87—99.

[262] Xie B. Improving older adults' e-health literacy through computer training using NIH online resources[J]. Library & Information Science Research, 2012, 34(1):63—71.

[263] Yan L, Tan Y. Feeling Blue? Go Online: An Empirical Study of Social Support Among Patients[J]. Information Systems Research, 2014, 25(4):690—709.

［264］Yan Z, Wang T, Chen Y, et al. Knowledge sharing in online health communities: A social exchange theory perspective ［J］. Information & Management, 2016, 53(3):643—653.

［265］Yan L, Tan Y. Feeling blue? Go online: An empirical study of social support among patients［J］. Information Systems Research, 2014, 25(4):690—709.

［266］Yang L, Tan Y. An empirical study of online supports among patients［DB/OL］. 2010-10-25. Available at SSRN: http://ssrn. com/abstract = 1697849 or http://dx. doi. org/10. 2139/ssrn.1697849.

［267］Yang H, Guo X, Wu T, et al. Exploring the effects of patient-generated and system-generated information on patients' online search, evaluation and decision［J］. Electronic Commerce Research and Applications, 2015, 14(3):192—203.

［268］Yap S F, Gaur S S. Integrating functional, social, and psychological determinants to explain online social networking usage［J］. Behaviour & Information Technology, 2016, 35(3): 166—183.

［269］Yi M Y, Joyce D, Jackson S, et al. Understanding information technology acceptance by individual professionals: Toward an integrative view［J］. Information & Management, 2005, 43(3):350—363.

［270］Yi M Y, Yoon J, Davis J M, et al. Untangling the antecedents of initial trust in Web-based health information: The roles of argument quality, source expertise, and user perceptions of information quality and risk[J]. Decision Support Systems, 2013, 55(1):284—295.

[271] Yoon C, Sanghoon K. Developing the Causal Model of Online Store Success[J]. Journal of Organizational Computing and Electronic Commerce, 2009, 19(4):265—284.

[272] Zahedi F M, Song J. Dynamics of trust revision: Using health infomediaries[J]. Journal of Management Information Systems, 2008, 24(4):225—248.

[273] Zaidin N, Baharun R, Zakuan N. A development of satisfaction-loyalty and reputation relationship model using performance measurement approach of the Private Medical Clinics' services: A literature review[C]. International Conference on Industrial Engineering and Operations Management(IEOM), 2015.

[274] Zhang X F, Guo X T, Lai K H, et al. Understanding gender differences in m-Health adoption: A modified theory of reasoned action model[J]. Telemedicine Journal and E-Health, 2016, 20(1):39—46.

[275] Zhang X, Liu S, Chen X, et al. Health information privacy concerns, antecedents, and information disclosure intention in online health communities[J]. Information & Management, 2017(11):482—493.

[276] Zhang X, Liu S, Deng Z, et al. Knowledge sharing motivations in online health communities: A comparative study of health professionals and normal users [J]. Computers in Human Behavior, 2017, 75(6):797—810.

［277］Zhang Y. A qualitative investigation of factors enabling sustained use of online health communities[J]. Proceedings of the American Society for Information Science and Technology, 2014(10).

［278］Zhang Y, Sun Y, Xie B. Quality of health information for consumers on the web: A systematic review of indicators, criteria, tools, and evaluation results[J]. Journal of the Association for Information Science and Technology, 2015, 66(10): 2071—2084.

［279］Zhao J, Abrahamson K, Anderson J G, et al. Trust, empathy, social identity, and contribution of knowledge within patient online communities[J]. Behaviour & Information Technology, 2013, 32(10):1041—1048.

［280］Zhao J, Ha S, Widdows R. Building trusting relationships in online health communities[J]. Cyberpsychology, Behavior, and Social Networking, 2013, 16(9):650—657.

［281］Zhao J, Wang T, Fan X. Patient value co-creation in online health communities: Social identity effects on customer knowledge contributions and membership continuance intentions in online health communities[J]. Journal of Service Management, 2015, 26(1):72—96.

［282］Zucker L G. Production of trust: institutional sources of economic structure[J]. Research in Organizational Behavior, 1986,8(2):53—111.

［283］Zulman D M, Kirch M, Zheng K, et al. Trust in the

Internet as a Health Resource Among Older Adults：Analysis of Data from a Nationally Representative Survey［J］. Journal of Medical Internet Research，2011，37(8)：11—14.

［284］曾宇颖,郭道猛.基于信任视角的在线健康社区患者择医行为研究——以好大夫在线为例[J].情报理论与实践,2018,41(9)：96—101＋113.

［285］陈向明.扎根理论的思路和方法[J].教育研究与实验,1999(4)：58—63＋73.

［286］陈晓萍,徐淑英,樊景立.组织与管理研究的实证方法[M].北京：北京大学出版社,2008.

［287］邓朝华,洪紫映.在线医疗健康服务医患信任影响因素实证研究[J].管理科学,2017,30(1)：43—52.

［288］邓胜利,管弦.基于问答平台的用户健康信息获取意愿影响因素研究[J].情报科学,2016,34(11)：53—59.

［289］邓胜利,赵海平.国外网络健康信息质量评价：指标、工具及结果研究综述[J].情报资料工作,2017(1)：67—74.

［290］邓新明.中国情景下消费者的伦理购买意向研究——基于 TPB 视角[J].南开管理评论,2012,15(3)：22—32.

［291］董庆兴,周欣,毛凤华,张斌.在线健康社区用户持续使用意愿研究——基于感知价值理论[J].现代情报,2019,39(3)：3—14＋156.

［292］杜慧平.信息系统成功模型及其在数字图书馆领域中的应用[J].图书馆学研究,2015(11)：30—33＋39.

［293］方敏.结构方程模型下的信度检验[J].中国卫生统计,2009,26(5)：524—526.

［294］方卫华,王梦浛.互联网医疗服务平台公众使用意愿影响因素研究［J/OL］.北京航空航天大学学报（社会科学版）:1—7［2020-01-26］.https://doi.org/10.13766/j.bhsk.1008-2204.2019.0001.

［295］费欣意,施云,袁勤俭.D&M信息系统成功模型的应用与展望［J］.现代情报,2018,38(11):161—171+177.

［296］傅华,王家骥,李枫等.健康管理的理论与实践［J］.健康教育与健康促进,2007(3):32—36.

［297］韩妹.中老年对网络健康信息的使用与满足研究［D］.北京:中国传媒大学,2008.

［298］韩玺.在线医评信息研究述评与未来展望［J］.现代情报,2019,39(11):146—158.

［299］韩正彪,周鹏.扎根理论质性研究方法在情报学研究中的应用［J］.情报理论与实践,2011,34(5):19—23.

［300］贺丹,刘厚莲.中国人口老龄化发展态势、影响及应对策略［J］.中共中央党校（国家行政学院）学报,2019,23(4):84—90.

［301］贺明华,梁晓蓓.共享平台制度机制能促进消费者持续共享意愿吗?——共享平台制度信任的影响机理［J］.财经论丛,2018(8):75—84.

［302］洪名勇,钱龙.多学科视角下的信任及信任机制研究［J］.江西社会科学,2013,33(1):190—194.

［303］侯小妮,孙静.北京市三甲医院门诊患者互联网健康信息查寻行为研究［J］.图书情报工作,2015,59(20):126—131.

［304］黄佳慧.在线医疗平台服务效用影响因素的实证研究［D］.南京:东南大学,2018.

［305］豪爽，张帆，张军亮等.基于社会认知理论的在线健康社区用户持续使用行为影响因素[J].中华医学图书情报杂志，2019，28(6):55—62.

［306］纪京平，吕文娟.自我健康管理的个性化信息支持服务探究[J].医学信息学杂志，2010，31(4):11—13＋24.

［307］姜又琦.在线医疗网站用户个人健康信息披露意愿影响因素研究[D].武汉:武汉大学，2017.

［308］李灿，辛玲.调查问卷的信度与效度的评价方法研究[J].中国卫生统计，2008(5):541—544.

［309］李裕广.在线医疗社区患者医疗信息共享意愿影响因素研究[D].哈尔滨:哈尔滨工业大学，2015.

［310］李月琳，张秀，王姗姗.社交媒体健康信息质量研究:基于真伪健康信息特征的分析[J].情报学报，2018，37(3):294—304.

［311］廖列法，孟祥茂.B2C电子商务消费者初始信任建立策略研究[J].江西理工大学学报，2014，35(4):41—46.

［312］刘满成.老年人采纳为老服务网站影响因素研究[M].北京:经济科学出版社，2013.

［313］刘笑笑.在线医生信誉和医生努力对咨询量的影响研究[D].哈尔滨:哈尔滨工业大学，2014.

［314］卢纹岱.SPSS统计分析[M].北京:电子工业出版社，2003:510.

［315］吕英杰.网络健康社区中的文本挖掘方法研究[D].上海:上海交通大学，2013.

［316］孟猛，朱庆华.数字图书馆信息质量、系统质量与服务质

量整合研究[J].现代情报,2017,(8):3—11.

[317] 潘煜,高丽,张星,万岩.中国文化背景下的消费者价值观研究——量表开发与比较[J].管理世界,2014(4):90—106.

[318] 钱宇星,周华阳,周利琴等.老年在线社区用户健康信息需求挖掘研究[J].现代情报,2019,39(6):59—69.

[319] 孙丽,曹锦丹.国外网络健康信息质量评价系统的应用现状及启示[J].医学与社会,2011,24(7):15—17.

[320] 孙蓉,甘田霖.我国老年健康服务业发展研究[J].知与行,2019(4):81—86.

[321] 孙晓娥.扎根理论在深度访谈研究中的实例探析[J].西安交通大学学报(社会科学版),2011,31(6):87—92.

[322] 孙悦,张华,韩睿哲.基于 DEMATEL 的在线健康社区中老年人持续信息采纳行为研究[J].长春工程学院学报(自然科学版),2018,19(3):76—78＋85.

[323] 孙越,游茂,苗艳青等.互联网＋自我健康管理存在问题的分析与建议[J].中国卫生信息管理杂志,2017,14(2):119—121.

[324] 唐旭丽,张斌,张岩.在线健康社区用户的信息采纳意愿研究——基于健康素养和信任的视角[J].信息资源管理学报,2018,8(3):102—112.

[325] 王浩,刘汕,高宝俊.医生开通个人网站对患者评论量的影响研究[J].管理学报,2018,15(6):901—907.

[326] 王文韬,李晶,张帅等.信息系统成功视角下虚拟健康社区用户使用意愿研究[J].现代情报,2018,(2):29—35.

[327] 魏可心,潘红.共享经济背景下共享平台与消费者信任

形成机制[J].中国市场,2018(16):136—137.

[328] 吴丹.老年人网络健康信息查询行为研究[M].武汉:武汉大学出版社,2017.

[329] 吴江,李姗姗.在线健康社区用户信息服务使用意愿研究[J].情报科学,2017,35(4):119—125.

[330] 徐孝婷,杨梦晴,宋小康.在线健康社区中医生口碑对患者选择的影响研究——以好大夫在线为例[J].现代情报,2019,39(8):20—28+36.

[331] 徐孝婷,赵宇翔,朱庆华.在线健康社区老年用户健康信息需求实证研究[J].图书情报工作,2019,63(10):87—96.

[332] 许晓云,熊伟,杨爱慧.面向老年人群的新媒体网站设计研究[J].设计,2016(20):134—135.

[333] 颜端武,刘国晓.近年来国外技术接受模型研究综述[J].现代情报,2012,32(2):167—177.

[334] 杨化龙,鞠晓峰.社会支持与个人目标对健康状况的影响[J].管理科学,2017,30(01):53—61.

[335] 杨同卫,苏永刚.患者对于医生之信任产生的机理:关系依赖与理性选择[J].医学与哲学,2012,33(2):19—20+26.

[336] 尹雄.以老年用户为中心的网站界面(UI)设计探析[J].艺术科技,2013,26(4):58—59.

[337] 喻昕,许正良,郭雯君.在线商户商品信息呈现对消费者行为意愿影响的研究——基于社会临场感理论的模型构建[J].情报理论与实践,2017(10):80—84.

[338] 张爱霞,张新民,罗卫东.信息查寻与信息检索的整合研究——对 IR&S 集成研究框架的评述[J].图书情报工作,2007

(10):10—12+55.

[339] 张钢,张东芳.国外信任源模型评介[J].外国经济与管理,2004(12):21—25.

[340] 张克永,李贺.网络健康社区知识共享的影响因素研究[J].图书情报工作,2017,61(5):109—116.

[341] 张李义,李慧然.基于互动视角的在线医疗问答患者用户使用研究[J].数据分析与知识发现,2018,2(1):76—87.

[342] 张敏,马臻,张艳.在线健康社区中用户主观知识隐藏行为的形成路径[J].情报理论与实践,2018,41(10):111—117+53.

[343] 张帅,王文韬,李晶等.国外用户在线健康信息行为研究进展[J].图书馆论坛,2018,38(9):138—147.

[344] 张新香,胡立君.O2O商业模式中闭环的形成机制研究——基于信任迁移的视角[J].经济管理,2017,39(10):62—81.

[345] 张星,陈星,侯德林.在线健康信息披露意愿的影响因素研究:一个集成计划行为理论与隐私计算的模型[J].情报资料工作,2016,37(1):48—53.

[346] 张星,陈星,夏火松等.在线健康社区中用户忠诚度的影响因素研究:从信息系统成功与社会支持的角度[J].情报科学,2016,34(3):133—138.

[347] 张星,夏火松,陈星等.在线健康社区中信息可信性的影响因素研究[J].图书情报工作,2015,59(22):88—96.

[348] 张一涵,袁勤俭.计划行为理论及其在信息系统研究中的应用与展望[J].现代情报,2019,39(12):138—148+177.

[349] 赵栋祥.国内在线健康社区研究现状综述[J].图书情报工作,2018,62(9):134—142.

［350］赵栋祥.在线健康社区信息服务质量优化研究——基于演化博弈的分析[J].情报科学,2018,36(8):149—154.

［351］赵宇翔.社会化媒体中用户生成内容的动因与激励设计研究[D].南京:南京大学,2011.

［352］周浩,龙立荣.共同方法偏差的统计检验与控制方法[J].心理科学进展,2004(6):942—950.

［353］周磊.医生在线头像与其在线表现的关系研究[D].哈尔滨:哈尔滨工业大学,2019.

［354］朱姝蓓,邓小昭.老年人网络健康信息查寻行为影响因素研究[J].图书情报工作,2015,59(5):60—67+93.

［355］左美云,刘勋勋,刘方.老年人信息需求模型的构建与应用[J].管理评论,2009,21(10):70—77.

附录一、老年用户在线健康社区
使用意愿影响因素访谈提纲

研究问题

老年用户在线健康社区使用意愿相关因素,了解老年用户使用在线健康社区的动机,在线健康社区使用行为特点,受到哪些因素的影响,老年用户对目前在线健康社区信息和服务的建议和更多、更好的服务要求等。

受访者条件

1. 经常使用电脑或手机上网;

2. 曾经或现在使用过某个在线健康社区;

3. 年龄 55 岁以上,性格开朗;

4. 访谈时间约为 40 分钟左右。

第一部分　基本信息

1. 您的年龄、教育程度?

2. 您现在或退休前职业?

3. 网龄有多长,上网经常做的事情?

4. 您的家庭构成和居住情况?

5. 您和您的家人有无疾病史?

第二部分　访谈主要内容

1. 您是在什么样的情况下使用在线健康社区？（了解情境和使用动机）（需要的时候，要解释一下什么是在线健康社区）

2. 如果使用在线健康社区时，需要您注册填写个人信息，您会怎么做，为什么？

3. 如果您上传与个人相关的健康和疾病信息与病友分享，是为了达到哪些方面的满足（帮助他人，寻找他人的认同、网站有补贴、网站需要完成特定任务等）？

4. 在使用在线健康社区的过程中，您所浏览或使用的哪些信息或服务让您觉得满意，哪些方面让您觉得不满意？（重点探测，必要是要多追问）

5. 您觉得您使用的在线健康社区的页面设置等方面方便使用吗？能让您很快找到您想要的信息或服务吗？遇到使用困难时，您会怎么做？

6. 您如何看待在线健康社区中信息/服务的收费问题？什么样的情况下会接受较高的费用标准？

7. 在使用在线健康社区时，哪些服务或因素会让您觉得该社区值得信任，能让您放心使用？

8. 您理想的在线健康社区是什么样的？或者您现在使用的在线健康社区还有什么可以改进的地方？

附录二、访谈资料开放式编码

部分访谈原始语句资料	核心构念	概念化
a1 兴趣(P1：年纪大了，身体总有点小问题，我就对健康信息很感兴趣，平时上网就随便看看)；**a2 健康需要**(P16：我有糖尿病，平时就到网上查查有关糖尿病的饮食、运动之类的，也到甜蜜家园上了解一下别人的生活情况，看看有没有对自己有用的建议)；**a3 预防保健**(P11：因为我平时很重视锻炼，所以一直身体状况不错，平时就在搜索一些慢性疾病的预防和养生之类的信息)；**a4 疾病护理**(P10：我家里有个脑梗病人，突然发病偏瘫了，住院的时候就上网查信息，怎么护理比较方便)；**a5 验证其他来源健康信息**(P1：我平时订阅老年健康报，也经常看看医疗健康杂志和书籍，我有时候上网看看网上说的和报纸、杂志上有没有什么不同的地方)；**a6 工作需求**(P7：我是做心理咨询的，平时接触到一些用户，一到我这里，还没开始咨询，就说"我得了抑郁症…"，问他怎么得出的结论，他说从网上看了有关抑郁症的症状，和自己都很像，就证明他抑郁了。为了了解这些现象，我就上网看看心理疾病方面以及类似用户说过的信息，看看对我的用户有什么帮助)；**a7 体检后信息获取**(P8：单位每年都会体检，拿到报告后有时会在网上搜索一些自己不太了解的问题，有一次我的血红素高于标准值，我就到网上搜搜血红素高的影响，要不要就医，怎么处理，怎么注意饮食，我觉得还挺方便的)。	a1 兴趣 a2 健康需要 a3 预防保健 a4 疾病护理 a5 验证其他来源健康信息 a6 工作需求 a7 体检后信息获取	A1 使用动机

266

部分访谈原始语句资料	核心构念	概念化
a8 朋友推荐(P6:我有颈椎病,我有个朋友跟我一样,颈椎有问题,经常头晕手臂麻,他在北京积水潭医院做了手术好了,期间他用好大夫网站,就推荐给我先在上面找医生咨询一下,我就上好大夫网站去看看,然后找了医生进行在线咨询);**a9 商家推广**(P2:我买了平安的保险,然后销售人员告诉我平安推出了平安好医生,上面可以用来记步、看一些健康信息之类的,还有平安自己的医生,我就下载用了);**a10 优惠活动**(P18:平安好医生,里面有一项功能,走路可以赚健康金,然后用来抵现金兑换日用品和健康用品,我退休后每天都去锻炼,我想走路赚钱还挺好我就下载了。然后看看里面有些健康信息对我也有用处,所以以后有空就看一下,还可以邀请好友一起锻炼赚钱;**a11 医生推荐**(P10:我之前手烫伤了,在医生那里换药,回来的时候他推荐了健康平台给我,最后一次换药后,手还是流水,我就拍了照片通过网络平台问医生怎么办,付了点钱,不多,我觉得很方便,省的我再跑去医院了);**a12 网络宣传报道**(P19:我是在网上看到有关好大夫的新闻报道,再加上自己有关节疼痛,那就去看看吧,所以就上了好大夫在线,我从好大夫在线上预约过专家咨询);**a13 子女推荐**(P25:家里孩子比较关注我的健康,常在网上看看,找到了好的网站,就让我也经常看一下)。	a8 朋友推荐 a9 商家推广 a10 优惠活动 a11 医生推荐 a12 网络宣传报道 a13 子女推荐	A2 信息源获取方式
a14 慢性病、常见病、小病(P20,一些慢性病如高血压等,这些病都常见的,无论是医生还是患者,日常生活中有比较熟知治疗和保健方法,我觉得在网上看看挺好,如果有道理我也会学着去做,也会上网购买一些试纸在家里试,我对网络上的新东西不排斥;**a15 健康知识获取**(P10:我一般到网络上了解某些健康知识,如一些常见病症,或者减肥保健之类的信息。P27:想去了解一些如何去治疗嗓子和腰腿疼痛的相关知识);**a16 医药保健信息**(P1:年纪大了,总有些毛病,自己家里会经常准备一些医药,我会在网上查查一些	a14 慢性病、常见病、小病 a15 健康知识获取 a16 医药保健信息 a17 健康食谱 a18 病友生活信息 a19 获得精神支持	A3 信息需求

部分访谈原始语句资料	核心构念	概念化
药品的信息,看是否适合家里备用,还有,我老伴经常去做理疗,我也会看看这些理疗方式有没有危害性);**a17 健康食谱**(P12:平时比较关注饮食,我常在网上查询一些食疗等养生方面的信息,有好的食疗的方子我有时候还会跟着去尝试做做,挺好的);**a18 病友生活信息**(P16:我有糖尿病,会查查与我症状差不多的病友们饮食、运动之类的生活状况,看看他们的病症的发展情况,和我自己的病情做比较);**a19 获得精神支持**(P2:利用网络与医生和病友交流可以缓解我的情绪,而且有和自己同样的经历的人之间更易取得共鸣)。		
a20 针对性不强(P1:网站上介绍的信息是泛泛的,一般都是科普性的,即使有些是医生写的,有专业性,但很多针对性不强,想了解一下相关健康知识还行,但有时不能解决我的个人问题);**a21 信息专业性缺乏**(P18:我在一些病友的平台上看到的信息都觉得不是很专业,虽说久病成医,但和医生相比,还是不太能接受,这种网站上的信息也只能浏览一下,一般我是不会采用的);**a22 信息有效性**(P1:我有灰指甲,在网上看到许多方子,都去试了下,结果一点效果没有,还是我自己查书,自己看好了。网上的处方没有解决问题,还是靠书上的方子治愈自己的疾病。P4:有些糖尿病患者的经历与我相似,他的诊疗经历对我的病情还是有帮助的)。	a20 针对性不强 a21 信息专业性缺乏 a22 信息有效性	A4 信息有用性
a23 信息雷同(P24:我有时候想多了解一些病症的信息,就登录不同的网站,结果看到的介绍都是一样的,就不太想再去继续搜了);**a24 信息不完整**(P26:网上信息比较杂乱,一点都不系统,有时候找到的信息都是很片面的内容);**a25 广告引诱嫌疑**(P28:我的皮肤有点问题,先找了一个 10 分钟免费的医生咨询,医生让我拍图片给他,然后就告诉我只看图片并不能很清楚地诊疗,需要我到现场去诊断,后来试了其他的网站,也是一样的,最	a23 信息雷同 a24 信息不完整 a25 广告引诱嫌疑 a26 付费信息降低平台的可靠性	A5 信息内容特征

部分访谈原始语句资料	核心构念	概念化
后都是要你去医院诊断）；**a26 付费信息降低平台的可靠性**（P32：我在春雨医生上浏览许多的信息，如果需要深入了解的话，都需要付费，而且还会在这些信息中推销药品，让我觉得很反感）。		
a27 信息监管（P5：医疗信息攸关个人健康，我们普通人有时候不知道信息的真伪，要是有专门的人来监管和保证就好，但我没找到相关的监管部门）；**a28 是否是医生本人回复**（P3：一个知名的专家，在这个网站上面，任何人都可以和他交流，他有这个时间吗？）；**a29 在线平台医生的水平问题**（P9：每个医生在不同的位置的出发点不一样，知名专家是不缺钱，他给病人看病可能更纯粹一点，不需要在网络上做广告；网站上的医生是不是名气不太大，希望用网络打开知名度，这种医生可能偏重利益，我不是很相信他们）；**a30 信息发布者**（P18：我会仔细查看发布信息的人的身份特征，如果是知名医生，或是一些医疗机构，我会觉得比较可信）。	a27 信息监管 a28 是否是医生本人回复 a29 在线平台医生的水平问题 a30 信息发布者	A6 信息来源的权威性
a31 在线平台医疗纠纷（P1：网站上的医生都属于业余时间营业，与所在医院没有关系，一旦出现医疗事故，后续处理很麻烦，不像实体医院，我有问题，可以找医院处理）；**a32 医院官方网站可信度高**（P5：与网上平台相比，我还是比较信任医院的官方网站之类的网站）；**a33 权威机构认证**（P7：如果这些在线医疗平台有政府进行资质保障，或者一些国家权威机构进行认证，我觉得平台还是可信的）；**a34 平台口碑**（P29：一般我都会听听身边的人对网络平台的评价，如果人们的评价比较高，我就会觉得这个平台还挺可靠）；**a35 管理机制缺乏**（P9：我感觉呢，国家目前对现在医患平台缺乏一个明确的管理，虽然国家鼓励互联网＋医疗，但对如何管理这些平台还缺乏有效的规章制度，现在的医疗平台还处于比较混乱的状态）。	a31 在线平台医疗纠纷 a32 医院官方网站可信度高 a33 权威机构认证 a34 平台口碑 a35 管理机制缺乏	A7 平台可靠性

部分访谈原始语句资料	核心构念	概念化
a36 医生资质鉴定流程公开性(P8:平台管理是不是很严格？医生的资质如何认证，是什么流程，怎么认证？这些都没有公开声明，总之不如实体医院让人感觉放心)；**a37 医生从业经历的真伪**(P22:医生从业的经历、医疗的效果的体现都是由医生本人阐释，平台有没有进行相关辨别?)。	a36 医生资质鉴定流程公开性 a37 医生从业经历的真伪	A8 平台用户资质信任
a38 首页信息设置复杂(P22:许多医疗平台的设置对老年人来说太复杂，一看全是密密麻麻的文字，不太容易找到自己想要看的信息)；**a39 搜索界面寻找困难**(P30:有时候我想搜索一些东西，要很久才能找到搜索框，这样让我很沮丧，就不太想用这个网站了)；**a40 首页信息分类**(P4:好大夫在线网站上按照地区、医院、科室、疾病等分类，还是比较容易查找到相关的大夫)；**a41 查找信息困难**(P16:年纪大反应比较慢，我经常在页面上找很久，才能找到我想进入的界面，要是页面设置简洁些，标题明显一点就好了)。	a38 首页信息设置复杂 a39 搜索界面寻找困难 a40 首页信息分类 a41 查找信息困难	A9 网站导航
a42 海外就医服务(P9:相对医疗而言，还是欧美发达国家比较谨慎一点，有原则，不像国内功利性那么强。如果我需要的医疗信息国内满足不了，这个平台有国外一些顶尖专家的信息，我会考虑使用医疗平台)；**a43 网上预约挂号**(P3:医患平台挺好的，它可以网上挂号，网上问诊，我曾经就因为没有提前预约在北京的医院等了三天，耽误了时间，有了这个东西就很方便了)；**a44 网上问诊**(P5:网上问诊我之前用过的，把片子传给专家，讲了相关的病情，专家可以直接网上讲解，就不用跑到医院里去了，节省了时间，对老年人来说很好)；**a45 医疗发展方向**(P6:互联网平台是未来的趋势，但在现在的情况下，还不能赢得我的信任，要在出现一些问题以后，政府花大力气进行整治以后，规范化以后才能流行起来)；**a46 诊后服务**(P4:我上次去医院看病，需要复诊看片子的结果，医生推荐我去好大夫在线，这样我就可以直接在网上看结果，不	a42 海外就医服务 a43 网上预约挂号 a44 网上问诊 a45 医疗发展方向 a46 诊后服务 a47 外地就医服务 a48 医学健康讲座 a49 个性化信息推送	A10 平台服务项目

部分访谈原始语句资料	核心构念	概念化
用再去医院了,这样对医生和我都方便);a47 **外地就医服务**(P6:有时候在当地医院就诊,感觉效果不好的情况下,想去外地找更好的医生看看,这时候在医疗平台上先跟一些医生沟通,了解情况,再有的放矢去就诊,比盲目直接去外地医院看病,更放心);a48 **医学健康讲座**(P15:有些 APP 上有一些专家在线讲座视频,不是全部文字的讲解,更吸引我去观看,因为纯文字有时候看起来有些费劲);**a49 个性化信息推送**(P27:我觉得医疗平台 APP 能够根据我的实际情况显示我需要的信息很方便,不需要再花时间去搜索)。		
A50 客服难以找到(P27:有时候在平台上遇到问题,想找客服问问,但是在页面上很难找到,也不知道该怎么处理);**a51 收费项目不明确**(P19:比如好大夫在线,每个医生电话诊疗的费用不一样,这个收费标准是怎么定的? 上次看到一个预约手术要收费 300 元,仅仅是跟医生沟通一下时间,这也太贵了);**a52 退费依据不明确**(P23:感觉有些服务很坑,花了钱但感觉没得到相应的服务,要求退费,客服说医生交流了就不能退,可我没得到效果啊,就说远程不能明确病症,需要见面诊疗,就不退款了);**a53 限时免费问答效果不好**(P28:我开始先找的免费医生咨询,每人免费咨询 12 分钟,讲完后他给我反馈的结果我觉得没有诊断出我的问题,推荐的药物我也不敢用,还没有讲解完,12 分钟就过去了,然后开始收费。我换了另一个医生,重新讲一遍,得到了不同的说法,然后免费时间到,又要计费,我的体验让我感觉到网上诊断还是不如面对面诊断或者医院让人信任);**a54 信息质量保证程序**(P29:像甜蜜家园上明确表示一些广告贴会直接删除,我觉得还挺好的,不用担心一些厂商利用网站来做广告);**a55 平台的盈利性本质**(P9:医患平台也接触过,比如说上海医院的预约网,但是我对那个预约网的感受就是盈利性太明显,本身只是想挂个号,并不需要多少钱,之前使用的网上	A50 客服难以找到 a51 收费项目不明确 a52 退费依据不明确 a53 限时免费问答效果不好 a54 信息质量保证程序 a55 平台的盈利性本质 a56 用户隐私保护措施	A11 平台管理规范性

部分访谈原始语句资料	核心构念	概念化
预约大概需要两百元到四百元不等)；**a56 用户隐私保护措施**(P16：因为上网就会遇到隐私问题，我会比较关注平台对用户的隐私保护采取哪些方法，是否能有效保障我的隐私安全)。		
a57 夸大症状(P19：我在网上咨询一些问题，感觉医生有时候总会对我的病症夸大一些，有时候不会管你的病因，然后就让我去实体医院诊断)；**a58 与线下诊断相结合效果较好**(P10：纯粹网上诊疗我觉得不太信任，但如果是实体医院的医生推荐我用来做医院的诊后服务，我觉得还是很方便。我之前手烫伤，在医生那里换药，回来的时候他推荐了医疗平台，康复的时候手还是有问题，就通过网络平台问过医生怎么办，也很方便，省得我再去医院了)。	a57 夸大症状 a58 与线下诊断相结合效果较好	A12 在线服务效果
a59 用户间交互(P7：我经常浏览一些病友发布的生活情况，如果跟我症状有类似的，我就会私信，这样的交流比较深入)；**a60 患者与医生间交互**(P12：我可以在平台上给医生留言，得到回答，能跟医生不限时直接交流很方便)；**a61 交流时效性**(P25：我在网上给医生留言，每次等他回复都要一两天后，遇到紧急情况，就不能采用这种方式)；**a62 在线交流方式转换**(P8：有时候在平台上大家互相熟悉了，我们就会互相加微信，用微信交流比用医疗平台更方便，还有一些病友交流的 qq 群，有时我们也用)。	a59 用户间交互 a60 患者与医生间交互 a61 交流时效性 a62 在线交流方式转换	A13 在线用户交互
a63 注册方便(P10：现在这类平台的注册很方便，一般就是录入电话号码就行。如果注册很复杂，我就不用这个平台了)；**a64 其他方式登录**(P21：有些时候一些 APP 需要用微信登录，我也可以用，但如果需要录入身份证号，或者 qq 什么的我就不用了，这些太麻烦)；**a65 个人信息不能注销更改**(P16：在好大夫在线上注册了信息，后来想注销，发现不能操作，也不能更改，很麻烦，给我的感觉很不好)。	a63 注册方便 a64 其他方式登录 a65 个人信息不能注销更改	A14 登录注册

部分访谈原始语句资料	核心构念	概念化
a66 链接正常(P21:所有链接都很正常,没有指向其他页面);**a67 正在建设中**(P14:有时想看看社区本身的一些信息,会出现正在维护中,或者是空白页面)。	a66 链接正常 a67 正在建设中	A15 平台没有错误
a68 担心个人信息泄露(P10:对我来说,我可能会针对某些特殊情况登录平台去咨询信息;但一般查找信息我还是觉得网站更方便,而且不需要注册,可以直接浏览,安全性更高);**a69 减少个人信息分享**(P12:我一般不会上传自己的诊疗信息,与个人性格有关;在论坛里如果有特定任务,需要上传一些东西,也会采用其他的东西分享;如果论坛里有病友达到一定程度的关系,可能会评论,但仍不会上传自己的信息);**a70 个人信息泄露风险**(P11:我现在总接到一些外地的广告或骚扰电话,他们是怎么知道我手机号的呢,肯定是有些地方信息泄露了,这个注册也不能保证);**a71 个人健康信息泄露风险**(P8:现在老年人有病的多,而且防范意识不太高,上次有个朋友因为看病的信息泄露,就有人向他推销药品,说出他在哪里看过病,结果上当被骗了很多钱);**a72 质疑患者隐私的保障**(P8:虽然医疗平台说保障患者隐私,有些平台上医患交流除了医生同意,患者之间的交流才能相互看到,但平台管理员是可以随时看到这些信息的,怎么保证他们不会把这些信息用于他处)。	a68 担心个人信息泄露 a69 减少个人信息分享 a70 个人信息泄露风险 a71 个人健康信息泄露风险 a72 质疑患者隐私的保障	A16 隐私忧虑
a73 健康状态不佳(P2:我上网时间不能很长时间,颈椎有问题,看时间长头就晕);**a74 视力老化**(P19:年纪大,眼睛看东西模糊,浏览网站很费劲,页面上都是文字,就觉得看着不舒服);**a75 注意力下降**(P6:上网本来要查一些病症方面的信息,但随着打开的页面增多,自己会无意识浏览一些页面,不能专注于自己原来的目标);**a76 记忆力老化**(P7:现在记忆力不行了,看到的东西很容易就忘记了,所以有时也不太想上网);**a77 感知力下降**(P11:反应方面有降低,网上信息有时候需要读好几遍才能知道意思)。	a73 健康状态不佳 a74 视力老化 a75 注意力下降 a76 记忆力老化 a77 感知力下降	A17 身体机能下降

部分访谈原始语句资料	核心构念	概念化
a78 专业医疗知识的理解(P25:有一些疾病如果用医疗专业的词汇来解释,还是很难懂的,如果能用我们平常的语言来解释,就好了);**a79 病患情况复杂难以辨别**(P5:纯粹的患者平台信息质量很难保证,鱼龙混杂,不排除有些病友的患病经历可以帮助到其他患者,没有一定的文化程度和社会经验是辨别不出来的)。	a78 专业医疗知识的理解 a79 病患情况复杂难以辨别	A18 健康素养
a80 口碑(P18:我上网之前会咨询一些老朋友的意见,一般选择他们推荐的医院和医生,我觉得这样比较放心,毕竟他们已经跟这些医生交流过,比较了解);**a81 所属医院和职称**(P26:初次在平台上选择医生时,我会仔细研究网站上医生的个人信息,看他所属的医院、职称和学位,毕竟这些代表着医生的学术能力水平,选择医院等级高、职称和学历也高的医生问诊);**a82 患者评价的体量要大**(P9:平时购物平台用户评价可以作假,医患平台上的评价是不是也有水分?但如果评价的数量足够多,达到一定的体量,还是可以说明医生的水平的)。	a80 口碑 a81 所属医院和职称 a82 患者评价的体量要大	A19 在线医生能力
a83 个人信息披露程度(P6:虽然医生在个人介绍里有职称和学历和履历等基本信息,但我觉得其实还可以多公开一些信息,比如年龄、个人照片啊等等之类的,这样有利于病人能更加信服,毕竟,信息公开越多,越能说明真实性);**a84 从业经历信息披露**(P19:许多医生的执业经历都说明了自己擅长的领域,缺少治愈这些领域病症的具体例子,其实把实体医院里治愈的例子放在这里我觉得能更增加我向他咨询的几率)。	a83 个人信息披露程度 a84 从业经历信息披露	A20 在线医生诚实
a85 开通服务数量(P23:医生在线上提供的服务数量也可以说明医生的态度,数量越多,说明医生主动性越强);**a86 回复频次**(P7:我在网上给医生留言,回复有时不太及时,要等很长时间,如果医生能及时反馈就好了);**a87 首次免费交流**(P8:线上医生能否开通首次免费咨询的方式,可以展示自己的能力水平,从而让患者能够相信医生的能力)。	a85 开通服务数量 a86 回复频次 a87 首次免费交流	A21 在线医生善意

部分访谈原始语句资料	核心构念	概念化
a88 医院就诊服务（P16：网上看病即使很方便，但是我不会去用它，我还是宁愿去医院，我比较相信现实生活的医生，治病吗，毕竟还是望闻听诊比较踏实）；**a89 朋友或朋友介绍就诊**（P9：到我这个年纪，有很多可靠的朋友，我大多还是通过从事医学方面的熟人朋友来就医，或者是他们推荐的医院和医生）；**a90 书报杂志查询健康信息**（P1：我平时订阅老年健康报，也喜欢到书店去看看书，书籍杂志的出版有专人负责，可信度比较高）；**a91 咨询医护人员**（P20：我有一些问题会直接问问医生或护士这些专业人员，有时候也会去药店咨询，网上的信息很少用）。	a88 医院就诊服务 a89 朋友或朋友介绍就诊 a90 书报杂志查询健康信息 a91 咨询医护人员	A22 医疗健康习惯
a92 朋友推荐（P6：我更信任朋友推荐的医疗网站，我们这个年纪都有点小毛病，朋友推荐的肯定都是亲身体验过的，比较可信，商家推广之类的可能存在虚假成分，有质疑）；**a93 子女推荐**（P8：孩子比较喜欢关注这些 APP，他看到有好的网站就推荐给我看看，而且，我觉得如果希望老年人多使用这些新技术，最好是让年轻人先了解，然后让年轻人推荐给父母亲戚，老年人还是要借助年轻人的帮助）；**a94 政府官方等权威机构推荐**（P5：如果是政府机构，或者是一些比较权威的机构能推荐，我觉得我肯定会信任这个平台，但现在政府只是提倡，并没有严格的政策制度进行管理，这是社会发展趋势，但现阶段我可能还不太接受）；**a95 就诊医生推荐**（P10：我熟悉的医生推荐给我使用，我还是比较信任的，毕竟他是专业人士。但我也只可能接受他推荐的医生）。	a92 朋友推荐 a93 子女推荐 a94 政府官方等权威机构推荐 a95 就诊医生推荐	A23 对平台的信任
a96 接受网上诊疗收费（P5：医生在线诊疗，要花费时间和精力，收费是应当的，我如果在网上问诊，肯定愿意付费，只要价钱合理）；**a97 网上诊疗费用太高**（P13：一般我在网上咨询的肯定是一些不着急的慢性病，或者是一些小病啥的，网上有的医生电话问诊 200 元/10 分钟，10 分钟有时候病情还没叙述完，还是太贵了，不如去医院直接看）；**a98 异地**	a96 接受网上诊疗收费 a97 网上诊疗费用太高 a98 异地就诊可节约费用 a99 不能使用医疗保险	A24 经济因素

部分访谈原始语句资料	核心构念	概念化
就诊可节约费用（P4：异地就诊，在网上挂号，提前咨询，如果又是国内著名专家的话，费用高点也是可以接受的，因为可以省省交通和住宿费用）；**a99 不能使用医疗保险**（P15：在网上远程诊断，不像医院看病或药店里买药，能使用医疗保险）。		
a100 节约时间成本（P11：网上诊疗我觉得最方便的就是省时间，现在去医院，无论是大病小病，都得半天时间，还不算中间排队挂号、缴费等事情）；**a101 节省交通成本**（P16：年纪轻点的老年人出门还好，如果确实年纪大了，出门一趟，路上也会有很多不变，网络诊疗，不用出门坐车，也很方便）。	a100 节约时间成本 a101 节省交通成本	A25 效率因素
a102 情感支持（P11：我在网上找到许多和我一样的症状的人，有些病友的经历跟我很相像，我们有共同话题，能聊得来，相互讨论，互相打气，让我对治疗这个病症有信心。平时跟朋友聊天，即使聊到病情，他们没得这个病，总是安慰得多，就不想谈了）；**a103 形成亲密关系**（P23：我在网上发帖，经常收到几个网友的明确回复，觉得他们首先很真诚，真的是在帮助别人，也给我很大的帮助，于是我就与他们经常联系，现在有点问题就跟他们沟通）。	a102 情感支持 a103 形成亲密关系	A26 情感效用
a104 患有慢性病（P3：大多数老年人都有点慢性病，像高血压、糖尿病这类的，希望多了解这方面的知识，便于日常生活中管理自己的健康，慢性疾病较为常见，需要长期保健，利用在线健康社区还是比较好的）；**a105 患有重症病**（P30：有病的时候肯定会病急乱投医呀，听到有好的医生就想去咨询看看，能康复是每一个病患的心愿，所以就会多个渠道搜寻信息。但也会比较慎重地选择医生和信息，保障自己的安全）；**a106 家人患重疾**（P25：家里有人因为中风不能自理，并且脾气很坏，去医院很麻烦，在线诊疗对我们来说，还是很想尝试下，可以节省很多体力）。	a104 患有慢性病 a105 患有重症病 a106 家人患重疾	A27 健康状况

附录三、老年用户在线健康社区使用影响因素调查问卷

　　本研究旨在调查用户对于使用在线健康社区的态度和意图，了解您在使用在线健康社区时的真实感受，我们希望通过这次研究为智慧养老和实现老年人居家医疗提供一定参考和建议。

　　衷心感谢您参与调研，相关数据信息仅在本研究中使用，不会用作他途。

　　在线健康社区是用户利用网络或移动互联网分享健康保健知识、疾病治疗信息并因此形成的相互关联的团体，用户可以利用在线健康社区查询医院、医生信息、健康知识、疾病治疗方法等，也可以利用平台实现与医生和病友交流沟通。

第一部分：基本信息

　　1. 您的性别：□男　　□女

　　2. 您的年龄：□55—60 岁　　□61—65 岁　　□66—70 岁 □70 岁以上

　　3. 您退休前或现在从事的职业：□企业/公司职员　　□党政机关公务人员　　□事业单位工作人员　　□专业技术人员　　□其他

　　4. 您的受教育程度：□高中及以下　　□大专　　□本科 □硕士　　□博士

　　5. 您现在的健康状况：□患有慢性病　　□患有其他疾病

□健康状况良好

6. 您的月收入水平:□3 000 元以下　□3 000—5 000 元
□5 000—8 000 元　□8 000 元以上

7. 您是否使用过下列在线健康社区中的一种或几种

□好大夫在线　□春雨医生　□39 就医助手　□平安好医
生　□健客网　□百度医生　□阿里健康　□名医汇　□寻医问
药　□医生树　□挂号网

8. 除了以上虚拟健康社区,您用过类似的在线健康社区应用
或网页平台_____(请填写您使用过的类似应用)

9. 您平均每周参与在线健康社区的时间为

□1 小时以下　□1—3 小时　□3—5 小时　□5—7 小时
□7 小时以上

第二部分:在线健康社区使用意愿影响因素调查

请根据您浏览和使用在线健康社区时的真实感受,在每个问
题后面的相应数字上打"√"。也请不要遗漏任何一个问题选项。

**选项数字中:1=非常不同意;2=不同意";3=比较不同意;4=不
确定;5=比较同意;6=同意;7=强烈同意。**

	感知有用性	1—7 代表同意程度不断提高						
PU1	在线健康社区的医疗服务能让我更方便地进行医疗决策	1	2	3	4	5	6	7
PU2	使用在线健康社区能提高我获取医疗健康信息的效率	1	2	3	4	5	6	7
PU3	使用在线健康社区能让我更便捷地获取医疗健康信息	1	2	3	4	5	6	7
PU4	使用在线健康社区给我信心,能让我获得情感上的满足	1	2	3	4	5	6	7

续表

	感知易用性	1—7 代表同意程度不断提高						
PEU1	在线健康社区的使用简单操作方便	1	2	3	4	5	6	7
PEU2	在线健康社区操作起来对我来说挺容易的	1	2	3	4	5	6	7
PEU3	在线健康社区使用起来没有什么障碍	1	2	3	4	5	6	7
	平台质量	1—7 代表同意程度不断提高						
SYQ1	我认为在线健康社区的系统质量是不错的	1	2	3	4	5	6	7
SYQ2	当我点击在线健康社区中任何按钮时,它都能快速响应我的请求	1	2	3	4	5	6	7
SYQ3	在线健康社区运行一直很稳定	1	2	3	4	5	6	7
SYQ4	在线健康社区能方便地让我访问其中的内容	1	2	3	4	5	6	7
	在线医生能力	1—7 代表同意程度不断提高						
ODC1	在线健康社区上医生的拥有较高的业务能力和知识水平	1	2	3	4	5	6	7
ODC2	在线健康社区上医生在其专业领域得到患者的好评	1	2	3	4	5	6	7
ODC3	在线健康社区上医生给我提供的医疗信息对我很有用处	1	2	3	4	5	6	7
ODC4	在线健康社区上医生有丰富的诊疗经验	1	2	3	4	5	6	7
	在线医生诚实	1—7 代表同意程度不断提高						
ODI1	在线健康社区上医生发布的个人信息是真实可靠的	1	2	3	4	5	6	7
ODI2	在线健康社区上医生的问诊统计数据都是真实的	1	2	3	4	5	6	7
ODI3	在线健康社区上医生是诚实的	1	2	3	4	5	6	7
	在线医生善意	1—7 代表同意程度不断提高						
ODB1	在线健康社区上医生很关心患者的利益	1	2	3	4	5	6	7
ODB2	在线健康社区医生会竭尽所能帮助患者	1	2	3	4	5	6	7
ODB3	在线健康社区医生会主动回复患者信息	1	2	3	4	5	6	7

续表

信息质量		1—7 代表同意程度不断提高						
IQ1	在线健康社区中的信息质量还是不错的	1	2	3	4	5	6	7
IQ2	在线健康社区中的信息的来源是可靠的	1	2	3	4	5	6	7
IQ3	在线健康社区提供了有用的健康信息	1	2	3	4	5	6	7
IQ4	在线健康社区按患者症状提供了完整全面的健康信息	1	2	3	4	5	6	7
服务质量		1—7 代表同意程度不断提高						
SQ1	在线健康社区中可以让我很方便地与医生和其他患者进行信息交流	1	2	3	4	5	6	7
SQ2	在线健康社区的后台处理人员能够及时协助并处理用户遇到的问题	1	2	3	4	5	6	7
SQ3	在线健康社区能及时解答用户不断变化的疑问并提供人性化服务	1	2	3	4	5	6	7
SQ4	在线健康社区提供的各项服务可以很好地解决我的健康问题	1	2	3	4	5	6	7
信任		1—7 代表同意程度不断提高						
TR1	我认为在线健康社区是比较关心用户的利益的	1	2	3	4	5	6	7
TR2	我信任在线健康社区提供的健康信息和服务	1	2	3	4	5	6	7
TR3	在线健康社区平台不会泄露我的个人信息和医疗信息	1	2	3	4	5	6	7
TR4	在线健康社区平台的规范管理使我觉得很安全	1	2	3	4	5	6	7
使用意愿		1—7 代表同意程度不断提高						
UI1	当需要查找健康医疗信息资源时,我愿意使用在线健康社区	1	2	3	4	5	6	7
UI2	如果有机会的话,我愿意使用在线健康社区	1	2	3	4	5	6	7
UI3	当我有医疗决策方面需求的情况下,我会使用在线健康社区	1	2	3	4	5	6	7

图书在版编目(CIP)数据

信任视角下老年用户在线健康社区使用意愿实证研究/
刘咏梅著.—上海:上海三联书店,2023.6
ISBN 978-7-5426-7979-6

Ⅰ.①信⋯　Ⅱ.①刘⋯　Ⅲ.①互联网络-应用-老年
人-社区-医疗保健-研究-中国　Ⅳ.①R197.1-39

中国版本图书馆 CIP 数据核字(2022)第 235601 号

信任视角下老年用户在线健康社区使用意愿实证研究

著　者 / 刘咏梅

责任编辑 / 殷亚平
装帧设计 / 徐　徐
监　制 / 姚　军
责任校对 / 王凌霄

出版发行 / 上海三联书店
　　　　　(200030)中国上海市漕溪北路 331 号 A 座 6 楼
邮　箱 / sdxsanlian@sina.com
邮购电话 / 021-22895540
印　刷 / 上海惠敦印务科技有限公司

版　次 / 2023 年 6 月第 1 版
印　次 / 2023 年 6 月第 1 次印刷
开　本 / 890mm×1240mm　1/32
字　数 / 210 千字
印　张 / 9.25
书　号 / ISBN 978-7-5426-7979-6/R·129
定　价 / 58.00 元

敬启读者,如发现本书有印装质量问题,请与印刷厂联系 021-63779028